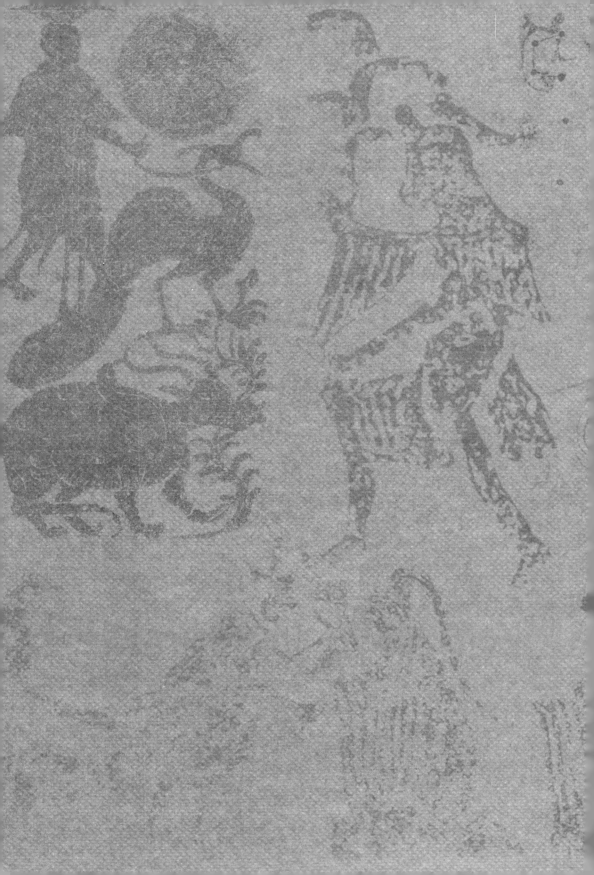

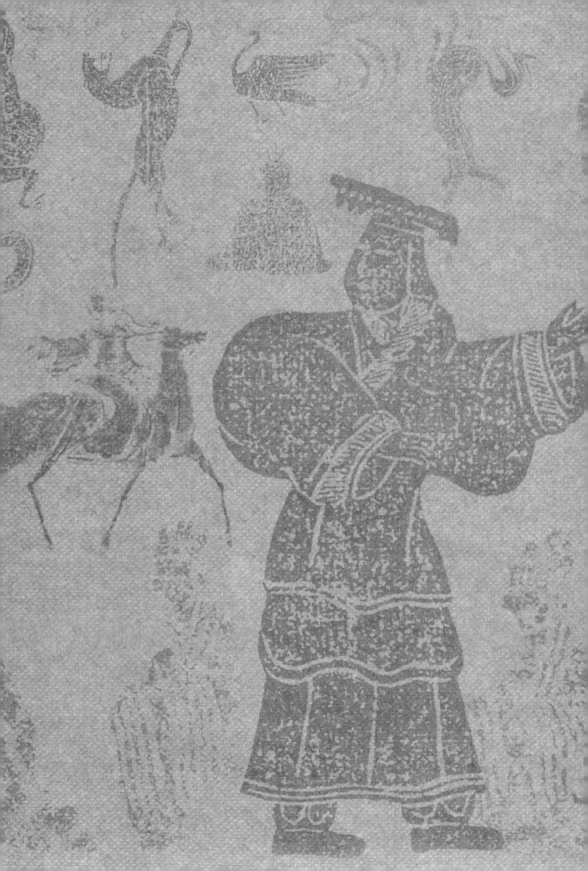

中国古医籍整理丛书

彤园妇人科

清·郑玉坛　撰

江凌圳　校注

中国中医药出版社

·北　京·

图书在版编目（CIP）数据

彤园妇人科/（清）郑玉坛撰；江凌圳校注 . —北京：中国中
医药出版社，2015.12

（中国古医籍整理丛书）

ISBN 978 - 7 - 5132 - 2193 - 1

Ⅰ.①彤… Ⅱ.①郑… ②江… Ⅲ.①中医妇产科学 - 中国 - 清
代 Ⅳ.①R271

中国版本图书馆 CIP 数据核字（2014）第 279455 号

中 国 中 医 药 出 版 社 出版
北京市朝阳区北三环东路 28 号易亨大厦 16 层
邮政编码 100013
传真 010 64405750
三河鑫金马印装有限公司印刷
各地新华书店经销

*

开本 710 × 1000 1/16 印张 20.5 字数 141 千字
2015 年 12 月第 1 版 2015 年 12 月第 1 次印刷
书 号 ISBN 978 - 7 - 5132 - 2193 - 1

*

定价 58.00 元
网址 www.cptcm.com

国家中医药管理局
中医药古籍保护与利用能力建设项目
组织工作委员会

主 任 委 员 王国强

副 主 任 委 员 王志勇　李大宁

执 行 主 任 委 员 曹洪欣　苏钢强　王国辰　欧阳兵

执 行 副 主 任委员 李　昱　武　东　李秀明　张成博

委　　　　　员

各省市项目组分管领导和主要专家

（山东省）武继彪　欧阳兵　张成博　贾青顺

（江苏省）吴勉华　周仲瑛　段金廒　胡　烈

（上海市）张怀琼　季　光　严世芸　段逸山

（福建省）阮诗玮　陈立典　李灿东　纪立金

（浙江省）徐伟伟　范永升　柴可群　盛增秀

（陕西省）黄立勋　呼　燕　魏少阳　苏荣彪

（河南省）夏祖昌　刘文第　韩新峰　许敬生

（辽宁省）杨关林　康廷国　石　岩　李德新

（四川省）杨殿兴　梁繁荣　余曙光　张　毅

各项目组负责人

王振国（山东省）　王旭东（江苏省）　张如青（上海市）

李灿东（福建省）　陈勇毅（浙江省）　焦振廉（陕西省）

蔡永敏（河南省）　鞠宝兆（辽宁省）　和中浚（四川省）

项目专家组

顾　问　马继兴　张灿玾　李经纬

组　长　余瀛鳌

成　员　李致忠　钱超尘　段逸山　严世芸　鲁兆麟
　　　　郑金生　林端宜　欧阳兵　高文柱　柳长华
　　　　王振国　王旭东　崔　蒙　严季澜　黄龙祥
　　　　陈勇毅　张志清

项目办公室（组织工作委员会办公室）

主　任　王振国　王思成

副主任　王振宇　刘群峰　陈榕虎　杨振宁　朱毓梅
　　　　刘更生　华中健

成　员　陈丽娜　邱　岳　王　庆　王　鹏　王春燕
　　　　郭瑞华　宋咏梅　周　扬　范　磊　张永泰
　　　　罗海鹰　王　爽　王　捷　贺晓路　熊智波

秘　书　张丰聪

前 言

中医药古籍是传承中华优秀文化的重要载体，也是中医学传承数千年的知识宝库，凝聚着中华民族特有的精神价值、思维方法、生命理论和医疗经验，不仅对于传承中医学术具有重要的历史价值，更是现代中医药科技创新和学术进步的源头和根基。保护和利用好中医药古籍，是弘扬中国优秀传统文化、传承中医学术的必由之路，事关中医药事业发展全局。

1949 年以来，在政府的大力支持和推动下，开展了系统的中医药古籍整理研究。1958 年，国务院科学规划委员会古籍整理出版规划小组在北京成立，负责指导全国的古籍整理出版工作。1982 年，国务院古籍整理出版规划小组召开全国古籍整理出版规划会议，制定了《古籍整理出版规划（1982—1990）》，卫生部先后下达了两批 200 余种中医古籍整理任务，掀起了中医古籍整理研究的新高潮，对中医文化与学术的弘扬、传承和发展，发挥了极其重要的作用，产生了不可估量的深远影响。

2007 年《国务院办公厅关于进一步加强古籍保护工作的意见》明确提出进一步加强古籍整理、出版和研究利用，以及

"保护为主、抢救第一、合理利用、加强管理"的方针。2009年《国务院关于扶持和促进中医药事业发展的若干意见》指出，要"开展中医药古籍普查登记，建立综合信息数据库和珍贵古籍名录，加强整理、出版、研究和利用"。《中医药创新发展规划纲要（2006—2020)》强调继承与创新并重，推动中医药传承与创新发展。

2003～2010年，国家财政多次立项支持中国中医科学院开展针对性中医药古籍抢救保护工作，在中国中医科学院图书馆设立全国唯一的行业古籍保护中心，影印抢救濒危珍本、孤本中医古籍1640余种；整理发布《中国中医古籍总目》；遴选351种孤本收入《中医古籍孤本大全》影印出版；开展了海外中医古籍目录调研和孤本回归工作，收集了11个国家和2个地区137个图书馆的240余种书目，基本摸清流失海外的中医古籍现状，确定国内失传的中医药古籍共有220种，复制出版海外所藏中医药古籍133种。2010年，国家财政部、国家中医药管理局设立"中医药古籍保护与利用能力建设项目"，资助整理400余种中医药古籍，并着眼于加强中医药古籍保护和研究机构建设，培养中医古籍整理研究的后备人才，全面提高中医药古籍保护与利用能力。

在此，国家中医药管理局成立了中医药古籍保护和利用专家组和项目办公室，专家组负责项目指导、咨询、质量把关，项目办公室负责实施过程的统筹协调。专家组成员对古籍整理研究具有丰富的经验，有的专家从事古籍整理研究长达70余年，深知中医药古籍整理研究的重要性、艰巨性与复杂性，履行职责认真务实。专家组从书目确定、版本选择、点校、注释等各方面，为项目实施提供了强有力的专业指导。老一辈专家的学术水平和智慧，是项目成功的重要保证。项目承担单位山东中医药大学、南京中医药大学、上海中医药大学、福建中医药大学、浙江省中医药研究院、陕西省中医药研究院、河南省中医药研究院、辽宁中医药大学、成都中医药大学及所在省市中医药管理部门精心组织，充分发挥区域间互补协作的优势，并得到承担项目出版工作的中国中医药出版社大力配合，全面推进中医药古籍保护与利用网络体系的构建和人才队伍建设，使一批有志于中医学术传承与古籍整理工作的人才凝聚在一起，研究队伍日益壮大，研究水平不断提高。

本着"抢救、保护、发掘、利用"的理念，该项目重点选择近 60 年未曾出版的重要古医籍，综合考虑所选古籍的保护价值、学术价值和实用价值。400 余种中医药古籍涵盖了医经、基础理论、诊法、伤寒金匮、温病、本草、方书、内科、外科、女科、儿科、伤科、眼科、咽喉口齿、针灸推拿、养生、医案医话医论、医史、临证综合等门类，跨越唐、宋、金元、明以迄清末。全部古籍均按照项目办公室组织完成的行业标准《中医古籍整理规范》及《中医药古籍整理细则》进行整理校注，绝大多数中医药古籍是第一次校注出版，一批孤本、稿本、抄本更是首次整理面世。对一些重要学术问题的研究成果，则集中收录于各书的"校注说明"或"校注后记"中。

"既出书又出人"是本项目追求的目标。近年来，中医药古籍整理工作形势严峻，老一辈逐渐退出，新一代普遍存在整理研究古籍的经验不足、专业思想不坚定等问题，使中医古籍整理面临人才流失严重、青黄不接的局面。通过本项目实施，搭建平台，完善机制，培养队伍，提升能力，经过近 5 年的建设，锻炼了一批优秀人才，老中青三代齐聚一堂，有效地稳定了研究队伍，为中医药古籍整理工作的开展和中医文化与学术的传承提供必备的知识和人才储备。

本项目的实施与《中国古医籍整理丛书》的出版，对于加强中医药古籍文献研究队伍建设、建立古籍研究平台，提高古籍整理水平均具有积极的推动作用，对弘扬我国优秀传统文化，推进中医药继承创新，进一步发挥中医药服务民众的养生保健与防病治病作用将产生深远影响。

第九届、第十届全国人大常委会副委员长许嘉璐先生，国家卫生计生委副主任、国家中医药管理局局长、中华中医药学会会长王国强先生，我国著名医史文献专家、中国中医科学院马继兴先生在百忙之中为丛书作序，我们深表敬意和感谢。

由于参与校注整理工作的人员较多，水平不一，诸多方面尚未臻完善，希望专家、读者不吝赐教。

国家中医药管理局中医药古籍保护与利用能力建设项目办公室
二〇一四年十二月

许 序

"中医"之名立，迄今不逾百年，所以冠以"中"字者，以别于"洋"与"西"也。慎思之，明辨之，斯名之出，无奈耳，或亦时人不甘泯没而特标其犹在之举也。

前此，祖传医术（今世方称为"学"）绵延数千载，救民无数；华夏屡遭时疫，皆仰之以度困厄。中华民族之未如印第安遭染殖民者所携疾病而族灭者，中医之功也。

医兴则国兴，国强则医强。百年运衰，岂但国土肢解，五千年文明亦不得全，非遭泯灭，即蒙冤扭曲。西方医学以其捷便速效，始则为传教之利器，继则以"科学"之冕畅行于中华。中医虽为内外所夹击，斥之为蒙昧，为伪医，然四亿同胞衣食不保，得获西医之益者甚寡，中医犹为人民之所赖。虽然，中国医学日益陵替，乃不可免，势使之然也。呜呼！覆巢之下安有完卵？

嗣后，国家新生，中医旋即得以重振，与西医并举，探寻结合之路。今也，中华诸多文化，自民俗、礼仪、工艺、戏曲、历史、文学，以至伦理、信仰，皆渐复起，中国医学之兴乃属必然。

迄今中医犹为国家医疗系统之辅，城市尤甚。何哉？盖一则西医赖声、光、电技术而于 20 世纪发展极速，中医则难见其进。二则国人惊羡西医之"立竿见影"，遂以为其事事胜于中医。然西医已自觉将入绝境：其若干医法正负效应相若，甚或负远逾于正；研究医理者，渐知人乃一整体，心、身非如中世纪所认定为二对立物，且人体亦非宇宙之中心，仅为其一小单位，与宇宙万象万物息息相关。认识至此，其已向中国医学之理念"靠拢"矣，虽彼未必知中国医学何如也。唯其不知中国医理何如，纯由其实践而有所悟，益以证中国之认识人体不为伪，亦不为玄虚。然国人知此趋向者，几人？

国医欲再现宋明清高峰，成国中主流医学，则一须继承，一须创新。继承则必深研原典，激清汰浊，复吸纳西医及我藏、蒙、维、回、苗、彝诸民族医术之精华；创新之道，在于今之科技，既用其器，亦参照其道，反思己之医理，审问之，笃行之，深化之，普及之，于普及中认知人体及环境古今之异，以建成当代国医理论。欲达于斯境，或需百年欤？予恐西医既已醒悟，若加力吸收中医精粹，促中医西医深度结合，形成 21 世纪之新医学，届时"制高点"将在何方？国人于此转折之机，能不忧虑而奋力乎？

予所谓深研之原典，非指一二习见之书、千古权威之作；就医界整体言之，所传所承自应为医籍之全部。盖后世名医所著，乃其秉诸前人所述，总结终生行医用药经验所得，自当已成今世、后世之要籍。

盛世修典，信然。盖典籍得修，方可言传言承。虽前此 50 余载已启医籍整理、出版之役，惜旋即中辍。阅 20 载再兴整理、出版之潮，世所罕见之要籍千余部陆续问世，洋洋大观。

今复有"中医药古籍保护与利用能力建设"之工程，集九省市专家，历经五载，董理出版自唐迄清医籍，都 400 余种，凡中医之基础医理、伤寒、温病及各科诊治、医案医话、推拿本草，俱涵盖之。

噫！璐既知此，能不胜其悦乎？汇集刻印医籍，自古有之，然孰与今世之盛且精也！自今而后，中国医家及患者，得览斯典，当于前人益敬而畏之矣。中华民族之屡经灾难而益蕃，乃至未来之永续，端赖之也，自今以往岂可不后出转精乎？典籍既蜂出矣，余则有望于来者。

谨序。

许嘉璐

二〇一四年冬

三

王 序

　　中医学是中华民族在长期生产生活实践中，在与疾病作斗争中逐步形成并不断丰富发展的医学科学，是中国古代科学的瑰宝，为中华民族的繁衍昌盛作出了巨大贡献，对世界文明进步产生了积极影响。时至今日，中医学作为我国医学的特色和重要医药卫生资源，与西医学相互补充、相互促进、协调发展，共同担负着维护和促进人民健康的任务，已成为我国医药卫生事业的重要特征和显著优势。

　　中医药古籍在存世的中华古籍中占有相当重要的比重，不仅是中医学术传承数千年最为重要的知识载体，也是中医为中华民族繁衍昌盛发挥重要作用的历史见证。中医药典籍不仅承载着中医的学术经验，而且蕴含着中华民族优秀的思想文化，凝聚着中华民族的聪明智慧，是祖先留给我们的宝贵物质财富和精神财富。加强对中医药古籍的保护与利用，既是中医学发展的需要，也是传承中华文化的迫切要求，更是历史赋予我们的责任。

　　2010 年，国家中医药管理局启动了中医药古籍保护与利用能力建设项目。这既是传承中医药的重要工程，也是弘扬优秀民族文化的重要举措，不仅能够全面推进中医药的有效继承和创新发展，为维护人民健康做出贡献，也能够彰显中华民族的璀璨文化，为实现中华民族伟大复兴的中国梦作出贡献。

相信这项工作一定能造福当今，嘉惠后世，福泽绵长。

国家卫生与计划生育委员会副主任

国家中医药管理局局长

中华中医药学会会长

王国施

二〇一四年十二月

马 序

新中国成立以来，党和国家高度重视中医药事业发展，重视古籍的保护、整理和研究工作。自1958年始，国务院先后成立了三届古籍整理出版规划小组，分别由齐燕铭、李一氓、匡亚明担任组长，主持制订了《整理和出版古籍十年规划（1962—1972）》《古籍整理出版规划（1982—1990）》《中国古籍整理出版十年规划和"八五"计划（1991—2000）》等，而第三次规划中医药古籍整理即纳入其中。1982年9月，卫生部下发《1982—1990年中医古籍整理出版规划》，1983年1月，中医古籍整理出版办公室正式成立，保证了中医古籍整理出版规划的实施。2002年2月，《国家古籍整理出版"十五"（2001—2005）重点规划》经新闻出版署和全国古籍整理出版规划领导小组批准，颁布实施。其后，又陆续制定了国家古籍整理出版"十一五"和"十二五"重点规划。国家财政多次立项支持中国中医科学院开展针对性中医药古籍抢救保护工作，文化部在中国中医科学院图书馆专门设立全国唯一的行业古籍保护中心，国家先后投入中医药古籍保护专项经费超过3000万元，影印抢救濒危珍、善、孤本中医古籍 1640 余种，开展了海外中医古籍目录调研和孤本回归工作。2010 年，国家财政部、国家中医药管理局安排国家公共卫生专项资金，设立了"中医药古籍保护与利用能力建设项目"，这是继 1982～1986 年第一批、第二批重要中医药古籍整理之后的又一次大规模古籍整理工程，重点整理新中国成立后未曾出版的重要古籍，目标是形成并普及规范的通行本、传世本。

为保证项目的顺利实施，项目组特别成立了专家组，承担咨询和技术指导，以及古籍出版之前的审定工作。专家组中的许多成员虽逾古稀之年，但老骥伏枥，孜孜不倦，不仅对项目进行宏观指导和质量把关，更重要的是通过古籍整理，以老带新，言传身教，培养一批中医药古籍整理研究的后备人才，促进了中医药古籍保护和研究机构建设，全面提升了我国中医药古籍保护与利用能力。

作为项目组顾问之一，我深感中医药古籍保护、抢救与整理工作的重要性和紧迫性，也深知传承中医药古籍整理经验任重而道远。令人欣慰的是，在项目实施过程中，我看到了老中青三代的紧密衔接，看到了大家的坚持和努力，看到了年轻一代的成长。相信中医药古籍整理工作的将来会越来越好，中医药学的发展会越来越好。

欣喜之余，以是为序。

中国中医科学院研究员

马继兴

二〇一四年十二月

校注说明

郑玉坛，字彤园，湖南长沙人。清代医家。生卒年月不详，约生活于清乾隆、嘉庆年间。少时好读其父手录之医书，喜以医药济人，后又折节读书，攻举子业，三试棘闱不售，乃弃举子业，退而读家藏大方脉书，上自《灵枢》《素问》《本草》《难经》及仲景《伤寒》《金匮》，医人辄效，以药济人之费累数百金，不屑计。晚年专心纂萃方书，尤服膺于清代吴谦等编撰的《医宗金鉴》，乾隆六十年（1795）郑氏在《医宗金鉴》编次的基础上，旁采诸家医论、医方补订编撰了《郑氏彤园医书四种》，包括《彤园妇人科》六卷。

《中国医籍通考》《中国中医古籍总目》中《郑彤园医书》载有两个版本：一是清嘉庆元年（1796）刻本，二是清光绪二十五年（1899）长沙述古书局木活字本。经实地调研，湖南省图书馆馆藏的《郑氏彤园医书四种》是嘉庆二年（1797）刻本。该刻本共十册，第六、七两册为《彤园三集妇人科》，即《彤园妇人科》，中国中医科学院和上海中医药大学图书馆馆藏的《郑氏彤园医书四种》为清光绪二十五年（1899）星沙述古书局木活字本。

本次整理以《郑彤园医书》嘉庆二年（1797）刻本为底本，清光绪二十五年（1899）星沙述古书局木活字本（简称"木活字本"）为校本，以《医宗金鉴·妇科心法要诀》为他校本。具体校注方法如下：

1. 底本与校本文字不一，若显系底本错讹而校本正确者，则据校本改正，并出校记；如属校本有误而底本不误者，则不校注；若难以肯定何者为是，但以校本文义较胜而有一定参考价值，或两者文字均有可取需要并存者，则出校记，说明互异之处，但不改动底本原文。

2. 对难读难认的字，注明读音，一般采取拼音和直音相结合的方法标明之，即拼音加同音汉字。如无相应的直音，则仅标拼音。

3. 对费解的字和词、成语、典故等，予以训释，用浅显的文句解释其含义。只注首见者，凡重出的，则不重复出注。

4. 全书添加现行的标点符号，以利阅读。需要说明的是，文中涉及书名或书名简称如《内》《难》等一律加书名号；仅引篇名也用书名号；书名与篇名同时引用时，用书名号，书名与篇名间用中圆点隔开。

5. 底本引用他人论述，特别是引用古代文献，每有剪裁省略，凡不失原意者，不据他书改动原文；若引文与原意有悖者，则予以校勘。

6. 底本为繁体竖排，现改为简体横排，故凡指上下文的"右""左"，均相应径改为"上"下"。

7. 繁体字、异体字、俗字直接改为通行简化字，不出校记。如"蟎"改为"蚓"。

8. 底本中药名不统一、不规范，与今通用药名不同，今改为通用名，不出校记。

9. 底本与校本有一些反复出现义同字不同者，因不影响阅读，一律从底本，均不出注。如底本中作"煎"，木活字本作"熬"；底本中作"黏"，木活字本多作"粘"；底本作"研"，木活字本多作"碎"。另外木活字本在刻字时会考虑成本原因，一般刻到行末差一个字时会省略，如文中"姜、葱引"，在版面够时不会省略，在版面不够时会省略"引"字，不出校记。

10. 底本目录在每卷之前，体例不一，与正文出入较大，本次予以重新整理，据正文改目录，并置于正文之前。

叙

予尝过金井，问土人①，井所由名。或曰：昔人尝于此掘得金。或曰：是井也，往往有金鸭浮水中。是二说者，予固疑之，然凭栏而四顾，龙头弟崒②峙其左，白沙清浅流其右。俯而瞩则晶莹秀澈，光鉴毛发。取而饮之，足以涤烦热，益神智。倘古仙人苏耽③橘井④之亚欤？其山水蜿蜒而郁积，意必有好善乐道之士生其间，而土人又不暇详也。

丙辰岁，衡商君为予下榻于撷粹轩，始得识彤园先生。先生居常扃⑤一户，人罕见其面，闻剥啄⑥声则自起而应。近其案则罗列方书不下数十种，所集《幼科》梓人既蒇事⑦，而案头编订《大方脉》《麻痘外科》诸书，与《幼科》共九集。彤园为予言，脱稿者数矣。今兹又有《妇人科》之刻，盖其勤哉。

---

　　① 土人：世代居住本地的人。
　　② 弟崒（fúlǜ 弗律）：曲折、高峻的样子。
　　③ 苏耽：传说中的仙人。又称"苏仙公"。相传他升飞前留给母亲一个柜子，扣之可得日常所需，后其母开柜视之，从中飞出两只白鹤，柜就不再灵验了。三百年后，有一只白鹤停在郡城东北楼上，它就是苏耽。见晋·葛洪《神仙传·苏仙公》。
　　④ 橘井：相传苏仙公修仙得道仙去之前对母亲说："明年天下疾疫，庭中井水，簷边橘树，可以代养。井水一升，橘叶一枚，可疗一人。"来年果有疾疫，远近悉求其母治疗，皆以得井水及橘叶而治愈。见晋·葛洪《神仙传·苏仙公》。后因以"橘井"为良药之典。
　　⑤ 扃（jiōng）：上闩，关门。
　　⑥ 剥啄：亦作"剥琢"。象声词，敲门声。
　　⑦ 蒇（chǎn 产）事：谓事情办理完成。

予固非知医者，然披而读之，辨证立方，抉摘幽隐，其洞见①垣一方也，有异井之晶莹秀澈者乎。察五运六气之用，施补泻导养之功，有不足以涤烦热、益神智者乎。而扶翼经旨，开通迷误，其视井之仅足以利千室百室者，功又相万万也。

虽然，彤园非医流也，少尝豁达，自喜以医药济人，后又折节②读书，攻举子业，荐不获隽③，晚乃益自韬戢④，以敦朴率先家人，以《诗》《礼》训其后进，盖老而闻道者欤。而纂萃方书，心在利物，寒暑晦明⑤，孜孜不辍，匪惟江山之助，抑亦其天资好善，实有大过人者矣。彤园虽著书不以名显，予故表而出之。彤园者谁？长沙金井里人郑玉坛也。

通家⑥弟松轩黄孝事谨序

---

① 洞见：很清楚地看到。宋·秦观《兵法》："心不摇于死生之变，气不夺于宠辱利害之交，则四者之胜败自然洞见。"

② 折节：改变过去的志趣和行为。

③ 获隽：泛指科举考试得中。

④ 韬戢（jí 及）：收藏；敛藏。前蜀·杜光庭《罗天普告词》："五兵韬戢，四气均调。"

⑤ 晦明：黑夜和白昼。

⑥ 通家：犹世交。《后汉书·孔融传》："语门者曰：我是李君通家子弟。"

目 录

卷之一

妇科总括

妇人诸病本与男子无异，故同其治法也。其异乎男子者，惟调经、经闭、崩漏、带下、积聚、癥瘕、嗣育、种子、胎前、产后、乳疾、前阴等证，治不相同耳。是集折中群书，分门别类，脉证方法，悉归中正，而又采辑诸家可相发明者附焉。业是科者，必先熟读《初集大方脉》①书，以明其阴阳表里、寒热虚实、七情六淫、五运六气之理，然后玩味此编，自有豁然贯通之妙矣。

四诊例言

寇宗奭曰：宁治十男子，莫治一妇人。谓妇女之病多不易治也。盖以妇女幽居情郁，爱憎忧恚②，多疑多忌，性执偏拗③。诊时又不令医人观形望色，闻声问病。富贵之家居帏幔④之中，且复以帕蒙手，既不能行望闻之圣神，又不能尽切脉之巧，则惟恃乎详问，问之觉繁，反谓医学不精，往往并药不信。不知问非易事，非精于医者必不能问也。夫望、闻、问、切四者欲去其三，即是神医亦无由施其术，此古今之通患，谓之曰不易治，不诚然哉。

要之，欲诊妇人之病，当先问其经期与有无妊娠，然后切

---

① 初集大方脉：《郑氏彤园医书四种》之一。
② 忧恚（huì 会）：忧愁愤恨。
③ 偏拗：谓固执，不顺从。
④ 帏幔：帐幕。

脉以参合之。若不详细问明，只凭脉中分辨，倘一时脉证乖违①，界在疑似，用药误触之，多变生逆症，岂不昧其病之所因哉。但妇女含羞，医者不便琐问，唯靠其姑嫜②保母③，预先诘问原因。医者问之，尽言毋隐。

四言要诀

月经常异

妇女④月经，上合太阴，下应海潮，三旬一行，不先不后，是为常经。亦有并月，两月一行。三月一下，谓之居经。亦有避年，一年一行。一生不下，谓之暗经。亦有垢胎，受孕常行。上行吐衄，是为逆经。已断复来，多因血盛。妊娠是下，漏胎可惊。

先期后期

血为热迫，先期而行。实热多血，秽浊红深。虚热血少，气腥色清。血因气滞，后期而行。气实瘀壅，块多胀疼。气虚滞涩，血少光莹。少而紫赤，仍以热论。血多无热，止血为君。胞虚寒病，过期不行。小腹冷痛，宜大温经。风寒寒湿，又以类分。

血色气秽

经行常度，正红为珍。热滞深赤，寒虚淡清。浅红淡白，

---

① 乖违：错乱反常。
② 姑嫜：丈夫的母亲与父亲。汉·陈琳《饮马长城窟行》："善事新姑嫜，时时念我故夫子。"
③ 保母：亦作"保姆"。古代宫中负责抚养皇室子女的宫女。后泛称为人抚育、管领子女的妇女。
④ 女：木活字本作"人"。

气血虚形。深红紫黑，燥火化生。紫块稠黏，热聚瘀停。米泔豆汁，湿郁酿成。湿热腐化，臭气难闻。湿瘀寒化，澄冷气腥。紫黑色暗，兼见寒证，亦主寒凝。紫黑色亮，兼见热证，热结是真。

逆经错经带下

伤阳吐衄，伤阴下崩。血多热减，血少热停。经前吐衄，实热上乘。经后崩衄，余热宜清。经之前后，带或兼行，湿热臭浊，湿瘀腥清。若成内溃，脓血杂呈，脏腑败气，淋漓不停。

经行寒热身痛

经前发热，血蓄热深。经后发热，血虚热平。血热宜解，夹表宜清。脾虚肝热，要调两经。时热外感，潮热内生。恶寒发热，身痛宜分。胀痛无汗，荣卫表深。有汗不胀，气血虚疼。

经行腹痛吐泻

经后腹痛，气血虚因。经前腹痛，气血交凝。滞血多胀，滞气多疼。胃虚呕吐，涎饮稀澄。若吐食物，食积滞生。脾寒虚泻，鸭溏粪清。渴泻肌热，热以虚论。或夹痰食，随症调停。

经闭血枯劳嗽

客寒经闭，石瘕可征，状如怀子，月事不行。若热迫肺，咳嗽频频，心气不降，肺劳乃名。血亏干瘦，风消物形，食少虚喘，转为息贲①。血枯脱血，肌热骨蒸，不嗽只虚，久嗽劳成。

---

① 息贲（bēn 奔）：中医病名。指呼吸急促，气逆上奔的证候，为五积之一，属肺之积。

经水已断复行

七七应断，月水仍行，审其内外，无他病形，是血有余，听之勿惊。或三五载，已断复行，必有邪干，审证调停。

室女经来复止

二七经动，复止不行，避年并月，必无病形。形若消瘦，血枯干经。经闭咳嗽，食少骨蒸，日久失治，童劳乃成。

师尼室寡经闭

师尼室寡，异乎常治。经闭愆期，脉中可试。弦出寸口，情欲未遂，错杂难名，血凝气滞。和肝理脾，开郁调气。

编为要诀，以便记诵，脉证方法，详列于下。

调经大旨

天癸月经之原

先天天癸，谓肾间之动气，乃禀自父母，资其始也；后天精血，谓水谷之所化，得之形成之后，资其生也。经曰：女子一七而肾气动，谓肾间动气盛也。二七而天癸至，谓先天癸水中之动气至于女子胞中也。冲为血海，任主胞胎，冲任皆起于胞中，所以任脉通，太冲脉盛，月事以时下，故能有子。

妇人不孕之故

女子不孕，因伤其冲任也。经曰：二七而天癸至，任脉通，太冲脉盛，月事以时下，故能有子。若为三因之邪伤其冲任之脉，则有月水不调、带下、崩漏等症。或因宿血积于胞中，新血不能成孕；或因胞寒、胞热，不能摄精成孕；或因体肥痰多，脂膜壅塞胞中而不孕。当分别治之。

月经之常

女子，阴类也，以血为主。其血上应太阴，下应海潮。月有盈亏，潮有朝夕，月水三十日一下，与之相符，故名月水。月信一月一行者，此其常也；或先或后，乃其病也。然亦有两月一行，谓之并月者；三月一行，谓之居经者；一年一行，谓之避年者；一生不行，依然受孕生子，谓之暗经者。此因所禀之不同而亦非病，不须治也。

月经异常

一月一下，此其常也。若经行而吐血、衄血，上溢妄行者，是为逆经。有受孕之后，月月经行而产子者，是为垢胎；有受孕数月，其血忽行而胎不损者，是为漏胎。此皆月水之异乎常，详后治法。

外因经病

经曰：天地温和，则经水安静；天寒地冻，则经水凝泣；天暑地热，则经水沸溢。卒风暴起，则经水波涌而陇起。六淫之邪入于胞中，则损伤冲任，故妇人之经病，本此同参也。如寒则血凝，热则血沸，风则血荡。然波涌而大下，亦犹经水之被寒热与风而不得安澜也。

朱丹溪曰：经水者，阴血也。阴必从阳，故其色红。上应于月，其行有常，故名月经。为气之配，因气而行。血行成块者，气之凝；将行而痛者，气之滞；行多而作痛，血色浅淡，气血俱虚也；错经妄行者，气之乱；紫者，气之热；黑则热之甚也。今人见紫黑作痛，血色成块，率指为风冷乘之而用温药，立危矣。

经曰：亢则害，承乃制。热甚则兼水化，所以热则紫，甚则黑也。若云风冷，必须外得，设或有之，十不一二。

《玉机微义》曰：寒则凝而不行，既行而紫黑，故知其非寒也。

内因经病

妇人从人，凡事不得专主，忧思忿怒，郁气所伤，故经病由于七情者居多。盖以血之行止顺逆，皆由一气率之而行也。

《良方》论曰：女子善怀，每多忧思，多则伤心，心伤则不能生血而血少，少则肝无所藏而冲任之脉枯，故经闭，变生逆证。

经曰：月事不来者，胞脉闭也。胞脉属心而络于胞中，今气上逼肺，心气不得下降，故令经闭也。

不内外因经病

血者，水谷之精气也。在男子则化为精，在妇人则化为血，上为乳汁，下为月水。若内伤脾胃，健运失职，饮食减少，血无以生，则经必不调。亦有女子天癸既至，逾期不得与男子合，未期思与男子合，与夫经行时而合，此皆合之非道，亦致不调。或过淫合多则液竭，产多乳众则血枯，亦皆能损伤阴血，致成经病也。

李氏曰：妇人以血为主，天真气降，血脉流行，一月一见，其来有常，故曰月经。或外被风、寒、燥、湿、暑、热所伤，则为外因经病；或内伤饮食及七情郁结，为痰为瘀，气血凝滞，则为内因经病。有不内外因者，或入房太甚，或用力努伤，或服金石燥热药，火灼血枯，或经行时忽被惊恐，血气错乱，上出口鼻。水血相搏则为水肿，怒极伤肝则晕眩、呕血及瘰疬、疮疡，湿热相搏则为带下，凝结于内则为癥瘕。变症百出，而成血滞血枯也。

治法：血滞经闭，原因饮食、热毒、暴怒、停瘀、积痰所致，宜大黄、干漆之类推陈致新，俾旧血消而新血生也。血枯经闭，多由忧思劳役，津液内耗，却宜滋补。或夹痰火湿热，则兼清凉之剂，每用肉桂为佐者。热则血行也，但不可纯用峻药以亏阴道。至于耗气益血之说，虽女科要法，但气为血配，气热则热，气寒则寒，气升则升，气降则降，气行则行，气滞则滞。如果火郁气盛于血，头晕膈满，方可用香附散、抑气散，或加木香、槟榔、枳壳以行气开郁。若气乱则宜调，气冷宜温，气虚宜补，男女一般，阳生则阴自长，气耗则血亦涸，岂可专耗其气哉。

血色不正病因

血属阴，从阳化，其色以正红为正，虽有经病，亦易治也。若深红紫黑，乃热之征也。色黄如米泔，乃湿化也。浅红淡白，乃虚象也。更当审其有瘀有块、色明色暗以治之。如暗而紫黑，兼脉迟、肢冷、唇白、气缓，多属寒凝；明而紫黑，兼便秘、口渴、唇红、脉数，定主热结也。

丹溪曰：色紫，血热也；色黑，热甚也，色必明亮。过期而行，血块者，气滞也，或风冷乘之也；淡白者，虚也，或夹痰水以混之也，色必晦暗。或如豆汁，热兼湿也。或如烟尘屋漏水，混浊模糊者，湿痰也。

气秽清浊病因

血为热所化，则必稠黏臭秽。为寒所化，则必清稀冷腥。所下之物杂见五色似乎脓血者，是内溃也。若脏腑败气，时下臭脓而多者，是凶证也。

订正洪氏调经论

女子二七天癸至，调经察脉要分明。少阴心脉动而甚，两尺搏指孕方真。肝大肺小应有子，肺大肝小孕不成。左寸滑疾男胎结，右尺沉滑女胎形。两手尺脉皆沉伏，此病分明是闭经。肝肺俱浮胸膈痛，两关沉紧腹多疼。脉虚无力虚寒得，尺数血瘀燥热临。一月一行无疾病，或先或后要调停。月水先期为血热，血多红亮有余论。多而浅淡法宜止，紫块稠黏瘀血凝。血少淡红神倦怠，气虚不摄补为君。血来涩少而深赤，热滞血分早利清。后期气滞和寒郁，瘀滞血多腹胀疼。血少淡红不胀痛，气虚滞塞补之灵。腹中冷痛四肢逆，血色白兮法可温。紫黑色明多实热，模糊眈白属痰凝。经水行时宜保重，忧思悲泣血随停。瘀留血海生寒热，失治由来百病生。

妇人孕脉，详见二卷受孕门。

调经门

先期经行

先期者，经来往前赶日，不足三旬也。丹溪曰：先期行者为热。然血热亦有虚实之分，当随证治之。

六合汤 治先期经行，脉或洪数，下血多而色红亮。并治胎前产后血热等症。

熟地　当归　白芍各二钱　炙白术　川芎　条芩各钱半

日二服。

加减法：热甚血沸，以生地易熟地，去炙术，加炒川连、栀仁；风则血荡，加羌活、秦艽、芥穗、薄荷；寒则血凝，去条芩，加附、桂、炮姜；气郁则经行不畅，胸腹满闷，加香附、陈皮、厚朴、枳壳。

四物汤 调经之总方，随证加减，详见下文。

熟地三钱，血热改用生地　白芍二钱，血瘀改用赤芍　当归二钱
川芎钱半

芩连四物汤 治先期经行，脉数有力，舌赤唇红，下血多而红紫、臭秽者。即四物内加条芩钱半，川连一钱。

桃红四物汤 治先期经行，脉实便秘，血多有块，紫赤稠黏，瘀血停者。即四物内加红花一钱，去皮尖研桃仁七粒，酒兑煎服。

佛手散 治先期经行，瘀血成块，色紫稠黏，腹胀而痛，及一切停瘀之证。

酒洗当归一两　川芎五钱

酒和童便兑水煎服。

导滞汤 治先期经行，脉涩而结，血来涩少，紫赤胀痛，热甚滞血之证。即四物内加丹皮、元胡、条芩、香附，气郁痞闷，再加柴胡。

调肝汤 治一月数行，时多时少，脉弦而数，郁怒伤肝之症。即四物内加香附、炒芩、柴胡、薄荷，热甚再加栀仁、丹皮。

地骨皮饮 治先期经行，脉数无力，下血多而色浅淡，属虚热者。即四物内加地骨皮、丹皮各钱半。

胶艾四物汤 治先期下血，多而色淡，脉浮涩无力，去血过甚者。即四物加蒲黄、炒阿胶二钱，艾叶、炙草各一钱，酒兑服。

当归补血汤 治先期经行，脉大而虚，肌热面赤，烦渴引饮，血少色淡，脉虚血脱者。

蜜炙黄芪一两　　当归三钱

圣愈汤　治先期经行，脉虚血少，色淡清稀，面唇㿠白，一切亡血之症。即四物内加蜜芪二钱、人参一钱，无人参用蜜蒸葳蕤四钱代。

八珍汤　治先期下血多，色淡无热，因心脾气虚不能摄血者。

当归　熟地　炒芍　川芎　炙术　茯苓各钱半　炙草　人参各一钱　生姜三片　红枣二枚

后期经行

后期者，经来往后退日，过三旬后也。丹溪曰：后期行者，为寒、为虚、为郁、为痰。然亦有血瘀、血热、血滞之分。

桃红四物汤　见上先期。治后期经行，脉沉而数，血多色赤，腹中胀痛，此气滞血瘀，用此破之。轻者只用佛手散，见上。

香连四物汤　治后期经行，脉数有力，紫黑成块，此热盛而兼水化也。即四物内加香附二钱，黄连一钱。

栀连四物汤　治后期经行，脉紧而数，血多血紫，成块气臭，口苦嗌干。即四物内加栀仁、川连各一钱。

陈朴四物汤　治经行涩少，胀痛，脉沉而涩，胸满头晕、气郁血滞等症。即四物内加陈皮、炒厚朴各一钱。

羌艽四物汤　治后期经行，复感风寒，恶寒发热，风眩血荡，脉浮而涩者。即四物内加羌活、秦艽、生姜、葱白。

姜附四物汤　治后期经行，脉迟肢冷，血少色白，小腹冷胀，血虚寒结者。即四物内加炮附子、干姜各一钱。

芎归六君汤　治经行血少，脉滑气虚，体肥恶食，痰滞于经络者。

人参　土炒白术　茯苓　当归　川芎各钱半　陈皮　法半

炙草各一钱

姜、枣引。

凡后期经行，血少色淡，不作胀痛，当气血平补，多服八珍汤。方见上。

过期不行

过期者，过三旬后，经仍不行也。有虚有实，当分别治之。

过期饮　治过期不行，腹常胀痛，脉沉有力。此为滞气血凝，当通利之。

熟地　当归　炒芍　香附各二钱　川芎钱半　煨莪术　木通

炙草　红花　桂心　木香各钱半　去皮尖桃仁七粒

煎服，以通为度。

人参养荣汤　治过期不行，腹不胀痛，脉细无力，面唇淡白。此因血亏，无血可行，法当补养。

人参　炙术　蜜芪　茯苓　当归　熟地　炒芍　陈皮　炒

五味　远志肉各一钱　炙草五分

姜、枣引。

发热三症

经行发热、时热、潮热三症，若在经前则为血热，若在经后属血虚。

按：发热、时热多因外感，须察客邪之热。午后潮热多属里热，当审阴虚之热。外感宜表，里热宜清，虚而夹热宜凉，脾虚肝热宜调。

桂枝四物汤　治经行时发热自汗，恶寒头痛，脉浮而缓，及时热自汗，口苦不燥，尿色白，风邪留连在表也，其热翕翕①然如毛羽外伏②之象。即四物内用酒洗白芍，加桂枝各三钱，炙草一钱，姜、枣引。

麻黄四物汤 治经行时发热无汗，恶寒身强，脉来浮紧，荣卫表实者。即四物内加麻黄、桂枝、甘草各一钱，去皮尖杏仁七粒，生姜、葱白引。热服，用被盖卧，只取微汗。

加味地骨饮 治经行时发热，如炊蒸笼蒸蒸然内越之象，口气热，尿短赤，汗出溱溱③。此阳明胃热，法宜清之。

地骨皮 生地 丹皮各二钱 当归 白芍 川芎各钱半 胡连一钱

六神汤 治经后发热、时热、潮热，脉沉而涩，表里无病，乃血虚内热也。即四物汤加蜜芪、地骨皮等分服。

逍遥散 治经后脾虚肝热，经④来潮热，口干便涩，脉弦数、洪涩者。

柴胡 当归 炙术 炒芍 茯苓各二钱 炙草一钱 薄荷五分

煨姜引。

芩连四物汤 见前先期。治经水方断，五心烦热，燥渴便秘，脉实有力。内有余热，用此清解。若气血虚，发热自汗，多服八珍汤。

按：热无休止，为发热；时热时止，时轻时重，为时热。潮热发于午后，

---

① 翕翕：形容发烧时的症状。汉·张仲景《伤寒论·辨太阳病脉证并治上》："太阳中风，阳浮而阴弱，阳浮者热自发，阴弱者汗自出，啬啬恶寒，淅淅恶风，翕翕发热。"

② 伏：木活字本作"覆"。

③ 溱（zhēn 真）溱：汗出貌。

④ 经：木活字本作"往"。

如潮信之不爽。三症各有阴阳表里之辨，见《初集大方脉》。

寒热身痛

经行之时，忽然畏寒发热，身体胀痛，当分荣卫虚实治之。

桂枝四物汤 见上。治经行时寒热，身痛不胀，脉浮缓，有汗，卫虚荣不足者。

麻黄四物汤 见上。治经行时寒热，通身胀痛，脉浮紧，无汗，荣实卫有余者。

羌活四物汤 即四物加羌活、桂枝、姜、枣。治经行时，只身体胀痛而不畏寒发热，脉来沉涩。此血脉壅滞，用此疏通经络。

黄芪建中汤 治经行之后，身体胀痛，而不畏寒发热，尿利色白，咽燥口干，手足心热，阳脉涩，阴脉弦或迟弱。此经行去血过多，血虚不荣也。

蜜芪 桂枝各二钱 酒炒白芍四钱 炙草一钱

姜、枣引。

经行①腹痛

经后腹痛，气血虚也；经前腹痛，属气血凝滞。因气滞血者多胀满，因血滞气者多疼痛。又当审其凝滞作胀痛之故，分寒热虚实治之。

当归建中汤 治经后腹痛，脉或芤或迟微，因去血太多，血虚腹痛者。

当归 桂心各二钱 酒炒白芍四钱 炙草钱半

姜、枣引。次服八珍汤。

---

① 经行：木活字本作"行经"。

加味乌药汤　治经将行时腹先胀痛，脉弦或涩，胀多于痛，气滞其血者。

乌药　木香　槟榔　砂仁各一钱　香附　陈皮　元胡各二钱

姜引。

琥珀散　治经前腹先胀痛，痛过于胀，脉沉有力。因血凝滞气，用此破血行气。

刘寄奴　莪术　三棱　赤芍　当归　熟地另锉碎　拌黑豆半升　生姜片四两　米醋二升，同煮豆烂为度，焙干，再和　乌药　丹皮　桂心　元胡　细辛各五钱

共晒研极细，酒调每下二钱。如制造不及，即以此方等分，加黑豆、生姜，煎服。

大温经汤　治胞中虚寒，经行腹痛，脉沉迟涩。因下血多，胞虚受寒，或因受寒，过期不行，小腹冷痛，俱宜温散。

泡吴萸　丹皮　炒芍　人参　桂心　当归　川芎　炙草　蛤粉　炒阿胶　去心麦冬　制半夏等分

姜引。

吴茱萸汤　治胞中不虚，只因经行时外感风寒，小腹冷痛，脉沉迟无力。

泡吴萸　当归　桂心　丹皮　法半　麦冬各二钱　茯苓　炙草　藁本　防风各一钱　北细辛　木香　干姜各五分

空心服。

按：经后腹痛，痛在腰脐少腹。若系食滞，痛在心胃脐上，法宜消导。

泄泻呕

经行作泻，多是脾虚，若鸭溏冷痛，则属寒湿。经行作吐，多是胃弱。若呕吐涎汁，则属伤饮，腹必不痛。如频吐食物，乃是伤食，必恶食吐酸，腹常作痛也。

参苓白术散　治经行时脾虚胀满，食后即泻，脉洪而弱。

人参　炙术　茯苓　炙草　山药　扁豆　苡仁　莲肉俱炒。各钱半　砂仁　陈皮　桔梗各一钱　姜　枣

理中汤　治经行虚寒，洞泻溏如鸭粪，澄澈清冷，肢冷腹痛，甚则肠鸣，脉沉迟细涩者。

人参　炙术　炙草　干姜等分

寒甚加附子、桂心。

七味白术散　治经之前后肌热渴泻，脉虚无力。

人参　炙术　茯苓各二钱　葛根　藿香各钱半　炙草　木香各一钱

姜、枣引。

香砂六君子汤　治经行时呕吐痰涎，腹不作痛，脉细而滑，胃虚伤饮者。

人参　炙术　茯苓　法半　陈皮　藿香　香附各钱半　炙草研　砂仁各五分

姜、枣引。

加味平胃散　治食滞吐泻，心胃作痛，恶食吞酸，或夹痰湿。

姜炒厚朴　制苍术　陈皮　茯苓　法半　香附　炙草　山楂　炒神曲　麦芽　生姜等分

错经妄行

经血逆行，上为吐衄，热伤阳络也；经血错行，下为血崩，热伤阴络也。大法去血多者，热随血减，以补为主。如去血少，则热尚未减，虽虚仍以清为主也。

三黄四物汤　治经前吐衄，脉沉数有力。因内热迫血上行者。

酒洗大黄　黄连　条芩　生地　当归　川芎　白芍等分

煎服。

犀角地黄汤　治经后吐衄，脉大而虚。下血若少，仍当清热。

如无犀角代以川连、丹皮、白芍各二钱，生地五钱。

热盛发狂加条芩。

以上二方，治经行前后吐衄之要法。余按：妊娠吐衄门治血崩，详见后。要之，经水过多，清稀色暗者，乃气虚不能摄血，法当补养。若稠黏深红，则为热盛，宜清热凉血。或经之前后兼赤白带，或下臭秽，皆湿热腐化，宜渗湿解热。如色清气腥，乃湿瘀寒虚所化，宜温中散寒。

调经附法

四君子汤　主治阳虚气弱，脾衰肺损，不思饮食，体瘦面黄，皮聚毛落，脉细软者。

土炒白术　茯苓各二钱　炙草　人参各一钱

姜、枣引。

六君子汤　四君内加陈皮、法半各钱半。治脾虚气弱，痰饮鼓胀。

异功散　四君内加去白陈皮钱半。能调脾胃，补气中兼理其气。

归脾汤　四君内加蜜芪、当归、圆肉、志肉、炒枣仁各二钱，木香一钱。治思虑伤损心脾。

逍遥散　见前寒热。治血虚、肝燥等证。

理气数方听其选用，余详二卷种子门。

四物汤　总治经产百病。

熟地三钱，血热改用生地　白芍二钱，血瘀改用赤芍　当归二钱

川芎钱半

随证加减

凉血之法：凉心加生连，凉胆加炒连，凉肝加条芩，凉肺加枯芩，凉大肠加子芩，凉肾与膀胱加黄柏，凉脾加生地，凉胃加大黄，凉三焦加地骨，凉心与包络加丹皮，凉小肠加栀仁、木通、淡竹叶。

清气之法：清心包络加麦冬，清肝加丹皮、柴胡，清脾倍白芍、生地，清肺加枳、桔，小肠加赤苓，清胃加石膏、葛根，大肠、二焦加连翘。血燥加人乳，血滞加元胡，膀胱加滑石、琥珀，血瘀加桃仁、红花、韭汁、热童便，暴血加元参、薄荷、炒黑芥穗、蒲黄，血下不止加发灰、京墨、炒蒲黄，久不止者加酒炒升麻，血虚甚者加阿胶、艾叶、炙草。

汪讱庵加减法

血热加黄连、条芩，色淡而脉沉迟为虚寒加附子、桂心，肥人多痰加陈皮、法半、胆星，瘦人多火加炒知、柏、栀仁，气滞夹食加木香、香附、炒曲、砂仁、藿香，瘀加桃仁、红花、元胡、桂心，血热脉强加煨枳实、酒大黄、丹皮、厚朴，气虚加参、芪、炙白术、炙草，安胎只加条芩、炙术。

金德生加减法

先期经行，色赤明亮，脉数有力或沉浮者，改用生地，加条芩、黄连、丹皮；腹中胀痛，改用赤芍，加香附、元胡。经将行腹先痛者，血实气滞也，若下血成块，气滞血凝也，脉必弦数或滑大，俱加柴胡、陈皮、元胡、香附、木香。经后腹痛，为气血虚也，尺脉沉涩，加人参、蜜芪、炙术、炙草、炮姜。

经行数日后，腹中绵绵作痛，或淋漓不净，因气滞血停未得尽行也，加柴胡、木香、香附、枳壳。后期而行，血少色淡，或过期不行，腹不胀痛，此血虚血寒，脉必沉迟、微涩，加蜜芪、炙术，寒甚加附子、桂心。肥人胃有湿痰流注，致经不调，加制苍术、半夏、陈皮、茯苓、炙草、炙术、制何首乌，易去熟地，生姜引。瘦人脾虚食少，面黄血淡，而时下不止，加炒研益智、煅牡蛎、赤石脂。崩证加酒炒焦芥尾、条芩、蒲黄。崩久加胶艾、发灰。

理血总方听其加减，余详种子门。

经闭门

血滞二条

经曰：石瘕生于胞中，寒气客于子门。子门闭寒，气不得通，恶血当泻不泻，衄以留止，日以益大，状如怀子，月事不以时下，皆生于女子，可导而下。此言经闭，因寒气客于胞中，致成石瘕，而不病肺劳也。

吴茱黄汤　见调经腹痛。治石瘕经闭，脉浮有力，肢冷恶寒，小腹冷痛，兼表证多者，用此温散。

琥珀散　见前调经腹痛。治石瘕经闭，脉实或数，血凝碍气，便秘胀痛，兼里证多者，用此攻下。

经曰：月事不来者，胞脉闭也。胞脉属心而络于胞中，热气上迫于肺，心气不得下通，故经闭也。此言胞脉闭，因热气攻肺而作咳嗽，故病肺劳，而不成石瘕也。

三和汤　治热上迫肺，咳嗽经闭而成肺劳，初宜清热。

当归　川芎　白芍　生地　条芩　栀子　连翘　薄荷　甘草　大黄　芒硝等分

温服。便利，去硝、黄。

血亏经闭

经曰：二阳之病发心脾。二阳，阳明胃也。女子有隐曲之情，则心肺气郁不舒，胃先受病，饮食日少，血无以生，故经闭也。血虚则生内热，愈热愈虚，肌肉干瘦如风之消物，火盛无制，心火刑金，金气不行，不能运布，水精留于胸中，津液悉化为痰，咳嗽不已，久则成劳，转为虚喘则危矣。

玉烛散　治心脾气郁，胃热灼血，血亏经闭，脉沉数洪涩。速泻胃热，其经自通。

当归　生地　白芍　川芎各二钱　甘草　大黄　芒硝各一钱

热服。

血枯经闭

有因吐衄及经产去血过多，爪甲面色浅淡黄白，经闭不行，乃先脱血也。当多服人参养荣汤，见调经过期。

有因过淫精竭或产多乳众伤血，血枯经来渐少，数月后闭而不行，致骨蒸肌热，面色枯白，两颧红赤，懒食消瘦，频频咳嗽，日久成劳矣。

六味地黄汤　治前症腰痛足酸，肾水不足者。

蒸晒熟地四钱　炒山药　枣皮①各二钱　茯苓　丹皮　泽泻各钱半

相火不足，加附子、肉桂。

十全大补汤　治前症气血两虚，尺微弱者。

人参　蜜芪　炙术　茯苓　当归　炒芍　熟地　川芎各一钱
炙草　肉桂各五分

---

①　枣皮：即山茱萸。

姜、枣引。

《医贯》曰：左尺脉虚细数者，是肾之真阴不足，宜六味地黄丸以补阴虚；右尺脉沉细数者，是命门相火不足，宜六味丸加附子、肉桂以益火原；两尺俱微弱者，是阴阳两虚，宜十全大补汤。此皆滋先天化源也。世之补阴者，率用黄柏、知母，反伐脾胃，多致不起，故表而出之。

久嗽成劳

妇人之劳，多由损伤阴血或素禀不足，然必先见阴亏骨蒸，血枯经闭，咳嗽不止，日久始成劳。若不咳嗽，只名血虚，未成劳也。风消者，古劳名也，亦曰血风方。《内经》所谓劳风发于肺下也。盖虚人外感风寒，肺先受之，始病即咳嗽，当速清解。若遽①补之，转令久嗽不已而成劳矣。

人参荆芥散　治血风劳血脉空虚，肺感风邪，寒热咳嗽，先宜解散。

人参　芥穗　柴胡　防风　当归　熟地　炙术　川芎　桂心　炙草　炒枣仁　煨枳壳　羚羊角末　酒炙鳖甲　生姜等分

多服自愈。劳脉喜浮涩，忌沉紧。

劫劳散　治血风劳咳嗽日久，骨蒸潮热，自汗盗汗，食少消瘦。

白芍三钱　蜜芪二钱　人参　炙草　当归　熟地　五味子　炒阿胶各一钱

姜、枣引。

经水已断复来

妇人四十九岁天癸竭，地道不通，经水应断。若仍行经，

---

① 遽（jù 巨）：急，仓猝。

不夹他症者，乃血盛有余，不必服药，血平自止。如已断数年，经复来者，当审虚实治之。若无外寒内热之证，亦是血盛有余也。

芩心丸　治已断复来，脉沉而数，属血热者。嫩子芩八两，米泔浸一日炙干，又浸又炙凡七次，研极细，醋糊为小丸，酒下三钱，日二服。

益阴煎　治经断复来，阴虚血热，脉沉细者。

生地三钱　醋炙龟板四钱　盐水炒黄柏　知母各二钱　炙草　砂仁末各一钱

归脾汤　治忧虑伤脾，脾不摄血，已断妄行。

人参　蜜芪　炙术　茯神　当归　圆肉　远志肉　炒枣仁各钱半　炙草　木香各五分

姜、枣引。

逍遥散　治暴怒伤肝，肝不藏血，已断妄行。

柴胡　当归　炙术　炒芍　茯苓各一钱　炙草一钱　薄荷五分

煨姜引。热甚加丹皮、栀仁。

八珍汤　治心肺虚损，气血两虚，经断复行。

人参　炙术　茯苓　当归　川芎　白芍各钱半　熟地二钱　炙草一钱

姜、枣引。

十全大补汤　即八珍加蜜芪、肉桂，治去血过多，冲任虚损，血脱不固。

圣愈汤、补血汤　见先期门。治年老经断复行，血多脉虚者。

室女经行复止

室女年幼，气血尚未充足，有经来数月复又不来，若无他症所苦，饮食、形体如常者，则不得谓为经病，或是居经避年也。如经行忽止，形神消瘦，饮食日减，腹痛胀满，寒热咳嗽，当速调治，日久恐成血枯童劳。

泽兰叶汤 治室女经行复止，气血凝结，腹中胀痛，体弱脉虚，不任攻下。

泽兰叶四钱　当归　白芍各二钱　甘草一钱

日二服。兼服。

柏子仁丸 治经来又止，血少神衰，常服以活血脉。

柏子仁一两，炒，研，纸压去油　牛膝　卷柏各五钱　川续断 泽兰叶各二两。共研极细

另捣烂熟地四两拌匀，加蜜为小丸。米汤每下三钱，日二服。

大黄䗪虫丸 治气血凝结，因而经闭，腹痛胀满，脉实体强，宜破血行气，其经自通。

大黄　赤芍　生地　桃仁　杏仁　干漆　甘草　条芩　炒 䗪虫　蛀虫　蛭虫　蛴螬等分研末

蜜丸。量虚实服。轻者只服桃红四物汤，见上先期。

师尼室寡经闭

师姑、尼僧、室女、寡妇四者经病，治异乎常，医若不识此因，则不能明情志错杂，难名之病状矣。凡诊其脉弦出寸口，则知其心志不遂，情志为病，多属郁热。治当和肝理脾，清心开郁。

加味逍遥散 治肝郁经闭，胁痛脉弦，往来寒热。

柴胡　当归　炒芍　炙术　茯苓　生地　香附　炒苓　郁
金　丹皮　泽兰叶　炙草　薄荷　栀仁各一钱

煨姜引。

加减归皮汤　治脾虚经闭，食少脉洪，身热肢冷。

蜜芪　炙术　当归　茯神　圆肉　志肉　炒枣仁　香附各钱
半　川芎　陈皮　炙草　泽兰叶各一钱

姜、枣引。

加减养心汤　治心虚经闭，血亏脉细，神气不宁。

蜜芪　莲肉　茯苓　茯神　当归　远志各钱半　炒枣仁　柏
子仁　川芎　附米各一钱　炙草　桂心各五分

正气天香散　治气上凌心，心胸攻筑，胁肋刺痛。

酒炒香附四两　炒乌药一两　陈皮　苏叶各五钱

共研极细，白汤每下二钱。

崩漏门

总　括

凡经行之后淋漓不止者，为经漏。经血忽然大下①者，乃
为血崩。紫黑成块，腹胁胀痛者，属热瘀。若日久不止及去血
过多而无块痛，系损伤冲任二经所致，法宜补。更有忧思伤脾，
脾虚不能摄血者；暴怒伤肝，肝不藏血而妄行者；有中气下陷，
不能固血而下脱者。须审其所因，热者清之，瘀者消之，虚者
补之，陷者升之。

知柏四物汤　治崩漏紫黑成块，下血多，热仍不减，脉数，
口渴恶热者。即四物内加去毛知母、生黄柏。

---

① 　下：木活字本此下有"不止"二字。

荆芩四物汤　治崩漏下血虽多而色红赤，脉细数或洪大，有微热者。即四物内加条芩、酒炒黑芥穗。

琥珀散　见经前腹痛。治崩证下血成块，瘀滞胀痛。脉证俱实，可服。

四物汤　见上。内加香附、元胡各钱半，红花五分，制桃仁七粒，酒水煎服。主治经漏，不时血行，淋漓不已，血少胀痛，脉涩有力，用此破之。

逍遥散　见上。内加香附二钱，醋炒青皮、丹皮、炒黑栀仁各一钱。主治崩漏下血，因暴怒伤肝，潮热脉弦，口苦胁痛，或面青善怒。

补中益气汤　治崩漏日久，脾伤食少，清气下陷。

人参　蜜芪　炙术　当归　炙草各二钱　陈皮一钱　酒炒柴胡　升麻各八分

姜、枣引。

益胃升阳汤　即前方加炒神曲、条芩。治气陷血崩，脾虚水泻，食滞而夹微热者。肺热咳嗽去人参，腹痛加白芍，有寒加桂心，去条芩。

升阳除湿汤　治崩漏血中夹水，每日水泻数次，脉浮而缓，形体尚强者。

制苍术　蜜黄芪　羌活各钱半　独活　防风　升麻　藁本　炙草　柴胡　蔓荆子各一钱

空心服下，以干饭压之。此以风药胜其湿而调其经。虚加人参。

失笑散　治血崩时心腹痛甚，名曰杀血心痛，因血滞不散，宜先定其痛。

五灵脂　炒蒲黄等分，研极细

醋调二钱，滚汤冲服。

地榆苦酒煎　治血崩日久，服补药不止，用此以防滑脱。

地榆皮一两，米醋煎汁露一宿，次早烫热，服之自止，随用补药。

济阴通圣散　治崩漏日久不止。

棕榈烧灰　乌梅肉焙枯。各五钱　炮姜一钱

共研细末，白汤调下一钱。又方：炒枯蚕砂为末，酒下二钱。

胶艾四物汤　见经水先期。治崩漏去血过多，色淡脉虚，用此止之。

人参养荣汤　见经水过期。治崩漏日久，面唇、爪甲黄白，血虚将脱。

十全大补汤　见血枯经闭①。治崩中暴下，血多色清，脉微，气血虚甚。

八珍汤　见先期经行。治崩漏下血日久，冲任损伤，气血两虚者。

归脾汤　见经断复行。治崩漏因忧思伤脾，脾虚食少，肢冷困怠。

崩漏附法

洪氏十灰散　治下血色鲜，面唇黄白。

藕节　莲蓬　大蓟　小蓟　艾叶　旧棕　柏叶　干漆　干姜　油发各烧灰二钱

---

① 血枯经闭：原作"先期经行"，查"先期经行"未见十全大补汤，方载于"血枯经闭"，据此和木活字本改。

共①研，童便调，每服三钱，滚汤冲下。

凉血生地汤　治崩漏暂止，仍发热头痛，脉浮数者。

生地　当归各二钱　川芎　条芩　防风　芥穗　羌活　柴胡
蔓荆各一钱　炒连　黑栀　升麻　甘草各五分

升阳举经汤　治崩漏发热自汗，食少倦怠，因努力劳伤者。

人参　蜜芪　当归　炙术各钱半　炙草　陈皮　白芍各一钱
升麻　柴胡　黑栀各五分　姜　枣

固经丸　治崩漏紫黑成块，及经行数日不止。

醋炙龟板四两　酒炒白芍　炒黄柏　条芩各二两　炒地榆
童便浸炒香附各两半

晒研极细，酒煮面糊为小丸，酒下二钱，日三服。

崩漏者，虚而夹热也。紫黑成块，火极似水也。经行不止
者，阴气虚不能制包络之火而越其常度也。此丸清上泻下，滋
阴养血，壮水制阳，散郁固脱，法无不备。

原文曰：如右尺脉按之空虚，是气血俱脱，大寒之证。轻
手其脉数疾，举指弦紧或涩者，皆阳脱之证，阴火亦亡。见热
证于口鼻眼，渴饮、咽痛、足心如烙，此皆阴燥，阳欲失亡也。
当温之、举之、升之、补之，大升气血，切补命门，以防下脱。
凡阴虚阳搏为热所乘，损伤冲任，血得热则妄行，致崩漏、吐
衄等症，脉宜数疾而小，忌洪大无伦。又曰：人迎强者生，弱
者死。又曰：芤而缓小为顺，疾大则邪甚难治。

---

① 共：木活字本作"筛"。

带下门

总　括

带下由劳伤冲任，风邪入于胞中，血受邪干，随脏气之湿热、湿寒所化。色青如泥者属肝，为风湿；赤如津者属心，为热湿；黄如烂瓜属脾，为虚湿；白如涕者属肺，为清湿；黑如衃①血者属肾，为寒湿。

更审其带久淋漓之物，或臭或腥，乃败血所化，胞中病也。若似疮脓，则非瘀血所化，是内痈脓成，肠胃间必有隐痛之处，治详外科。色如米泔，兼尿窍不利，乃膀胱白浊病也。若尿通利，带从精窍而出，色如胶脂，乃胞中白淫病也。两尺洪数，主赤带，属热；涩而迟，主白带，虚寒。

吴茱黄汤　见调经腹痛。治带下因六淫之邪侵入胞中，心脾肝受伤。色赤、色黄、稠浊、臭秽加川连、栀子；色青加防风、薄荷、栀仁。

清白散　治五色带下，由湿热所化，脉沉涩有力。

盐炒川柏　酒炒地榆　当归　生地　白芍　川芎　贝母各一钱　甘草　黑姜各五分

色赤倍地榆，加条芩、芥穗；色黄湿盛加制苍术、白术；滑脱加煅牡蛎、龙骨。

导水丸　治五色带下，湿热内结，少腹胀痛，污水绵绵，脉实便秘。

黑丑　白丑　滑石　条芩　大黄等分，细研

面糊小丸，白汤每下二钱，取利为度。

---

① 衃（pēi胚）：瘀血。木活字本作“败”。

栀连四物汤 见调经后期。治五色带下，湿热所化，腹中胀痛，口渴便秘，脉洪者。虚热只用六合汤，见调经先期。

回阳四物汤 治带下清稀，胞寒冷痛，肢冷尿利，脉虚无力，寒湿为病者。即四物汤加炮姜、附子、桂心。日久滑脱再加酒炒升麻、柴胡。

万安丸 治带下由湿寒所化，小腹冷痛，身重脉迟，宜温利之。

黑丑　白丑　胡椒　小茴　木香等分，研细

面糊小丸，姜水每下二钱。

香砂六君汤 见调经吐泻。治带下色黄清淡，脾虚食少，夹痰饮者。

补中益气汤 见崩漏总括。治带下色白清稀，气乏脉弱，肺气虚寒。

六味地黄汤 见血枯经闭。治带下色黑清稀，两尺微涩，肾气虚寒。

白浊病

由脾胃湿热渗入膀胱，堵塞尿窍，小水不利，致赤白浑浊，形如米泔。法当燥中宫之湿，用升、柴升清降浊，使大便润、小便长，勿妄用寒凉伤血也。

水火分清饮 白浊初起，寒热不分，服此数剂。

炒研益智仁　萆薢　菖蒲　车子　茯苓　陈皮　炙草　泽泻　猪苓　炙术　乌药等分

夹表加芥穗、防风。

威喜丸 治白浊日久不止。

坚茯苓四两切作大片，拌入猪苓片一两，煮萆薢，沸去猪苓，研细茯苓，溶化黄蜡三两，乘热和末为丸，弹子大，空心细嚼一丸，津液送下。小便清利为度，后服补中益气汤。

白淫病

由胞中虚寒，风冷客入，化成寒湿，常从精窍渗出，色如胶脂，浸淫稠黏，小水自利。法当固精秘气，不宜渗泄。初起服人参养荣汤，见上过期。

固精丸　治白淫日久不止。

酒炒菟丝　桑螵蛸　煅白石脂　牡蛎　龙骨　炒五味子　韭菜子　茯苓等分，研细

面糊小丸，盐水每下三钱，日三服。

瘀血化带

所下之物紫黑成块，腹常胀痛，如气臭色浊，是血瘀热滞也，当清热逐瘀。若气腥色清，乃停瘀夹有寒湿也，法当温散。

当归煎　治瘀血化带，日久淋漓，夹有寒热，食少脉弱者。

熟地　当归　炒阿胶　川续断　炒香附　炒赤芍　煅牡蛎各钱半　炒地榆八分

导滞汤、佛手散　见调经先期。治血瘀热滞成带者。

内痈成脓①

所下之物纯是脓，灌其肠胃间，必有隐痛、肿起之处，初宜八珍汤加苡仁、生芪、丹皮、桂心托之。但内痈有脏腑之分，系膜内病，治详外科。

内托散　治内痈成脓，带下日久，脉细身凉，用此托补。

人参　附子　木香　炙草　山甲各五分　生芪　归身　炒芍　川芎　炙术　茯苓　陈皮各一钱

---

① 内痈成脓：木活字本作"内痈脓成"。

姜、枣引。

按：带下由风寒、湿热客入胞中，或中经脉流入脏腑，阴虚阳竭，荣气不升，卫气下陷，滞于奇经之分，因带脉而得名，故曰带。赤属血，白属气，粘连而下言带，亦病形也。有湿热流注下焦者，初起宜清解；有肝肾阴淫湿盛者，宜温散之。有因惊恐水乘土位，浊液下流者，宜分利之；有因思想过度，病白淫者，宜固虚脱；有因他经湿热，屈滞于小肠者，宜渗湿清热。虚者补之。病本虽殊，皆由气血亏、荣卫结滞而成也。

积聚门

总　括

五脏为积者，奔豚气、伏梁气、息贲气、肥气、痞气也，属五脏之阴所生，是为血病。其发有根，痛有常处，脉必伏结。若脉紧小沉而结者，脾胃中有积滞也。

六腑为聚者，积之着于孙络①、缓筋②、募原③、膂筋④、肠后、输脉⑤六处也，成于六腑之阳，是为气病。其发无根，忽聚忽散，痛无常处，脉必浮结。若沉细，真气败矣。

开郁正元散　治五积六聚。因痰饮食积，气血搏结，用此健脾消食，化痰渗饮，理气和血。

---

①　孙络：人体中络脉的分支，即络脉中的细小部分。
②　缓筋：一说指宗筋（《灵枢识》丹波元简注）。一说经于腹内之筋（张志聪注）。《灵枢·百病始生》："其著于肠胃之间，募原也，痛而外连于缓筋。"
③　募原：中医泛指膈间及肠胃之外脂膜的部位。
④　膂筋：指脊骨两旁浅层肌肉的肌腱。《灵枢·九宫八风》："外在于骨与肩背之膂筋。"
⑤　输脉：指足太阳之脉。《灵枢·百病始生》："或著于孙脉，或著于络脉，或著于经脉，或著于输脉，或著于伏冲之脉，或著于膂筋，或著于肠胃之募原，上连于缓筋，邪气淫泆，不可胜论。"

土炒白术　醋炒青皮　酒炒香附　炒研砂仁　炒神曲　炒麦芽　山楂肉　元胡索　桔梗　陈皮　茯苓　炙草　海粉　生姜等分

日一①服。此方等分，晒研极细，姜汤每下二钱，常服自愈。

加减益气汤　治积聚脉虚，用此扶正祛邪。

沙参　蜜芪　炙术　茯苓　当归　香附各钱半　陈皮　法半元胡各一钱　炙草　柴胡　藿香　楂肉　炒枳壳　炒厚朴各八分

姜、枣引。

《难经》载有心、肝、脾、肺、肾五脏之积，而无六聚，诸家亦不详其症治，只有李东垣五积方。

伏梁丸　治心积。起脐下至心下，大如臂，令人心烦闷痛。

姜汁炒连八钱　炒厚朴五钱　丹参　条芩各二钱　炮姜　人参　茯神　石菖蒲　赤小豆各一钱　肉桂　炮川乌　巴豆研压去油取霜。各五分

共研细末，蜜为小丸，灯心汤每下二钱，日三服，以愈为度。

肥气丸　治肝积。在左胁下，积有头足，不时刺痛，令人发咳，咳疟不已。

炒连八钱　炒朴五钱　柴胡　昆布各三钱　炒茵陈　炒莪术　炮姜　茯苓各二钱　人参　川椒　皂角　炮川乌　巴豆霜各五分

研末蜜丸，薄荷汤下三十丸。

痞气丸　治脾积。在于胃脘，大如盘，日久令四肢不收，渐发黄疸，肌瘦。

---

① 一：木活字本作"二"。

炒连八钱　炒朴五钱　泡吴萸三钱　炙术　条芩　泽泻　茯苓　炮姜　砂仁　茵陈各二钱　人参　肉桂　炮川乌　川椒　巴豆霜各五分

蜜丸，米汤下三十丸。

息贲丸　治肺积。在右胁下，令人寒热，虚喘作咳，久成肺痈。

炒连八钱，寒月减半　炒朴五钱　天冬　紫菀　桔梗各三钱　炒青皮　三棱　白蔻　炮姜　陈皮　茯苓各一钱　人参　肉桂　川椒　炮川乌　巴豆霜各五分

晒研极细，蜜丸绿豆大，姜汤每下三十丸，日三服。

奔豚丸　治肾积。发于小腹，上至心下，若豚奔走之状，上下无时，令喘咳痛甚。

炒连八钱　炒朴五钱　石菖蒲　川楝肉　川独活　炒元胡各三钱　茯苓　泽泻　丁香各二钱　炮附子　炮川乌　巴豆霜　全蝎　肉桂各五分

晒研极细，蜜丸绿豆大，盐汤每下三十丸，日三服。

治奔豚更有夺命丹、七疝等方，见后疝门。

癥瘕门

总　括

七癥者，蛟、蛇、鳖、肉、发、虱、米也。成块不移而可见，类积疬，而癥则属气病。八瘕者，青、黄、燥、血、脂、狐、蛇、鳖也。移动无常，类聚类癖，而瘕则属血病。夫病皆起于气，气聚而后血凝，不必执泥七癥八瘕名目。但以牢固不移，有定处者，为癥、为积；推之活动，忽聚忽散者，为瘕、为聚也。

大七气汤　治一切癥瘕及积聚气实者。

煨三棱　煨莪术　炒青皮　炒研益智仁　甘草　藿香　桔梗　陈皮各一钱　木香　肉桂各五分

空心，日二服。

乌药散　主治食癥。因经行产后，贪食生冷硬物，与脏气相搏结成坚块，牢固不移，日渐长大，气壅血滞，经水不通。

煨莪术　炒青皮　乌药　桂心　当归各三钱　木香二钱，去皮尖　炒研桃仁二十粒

共为末，酒下二钱。

化积丸　治食积痰饮，死血结块两胁之间，动则腹鸣，嘈杂晕眩，潮热便秘者。

黄连两半，吴萸汤炒焦　炒萝卜子　炒香附　山楂肉各一两　炒栀仁　煨三棱　炒神曲　制炒桃仁　川芎各五钱

晒研极细，米粥糊为小丸，酒下二钱，每日三服。愈后再服补脾药。

血竭散　主治血癥。因经行产后脏气已虚，外被风冷干入，或食生冷物，与血相搏，结而成块，牢固不移，腹胁胀痛，内热心烦，食少而头上多汗。

真血竭　当归　赤芍　蒲黄　元胡等分

研细频筛，取尽为度，每用一二钱，童便和酒调匀，滚汤冲服，日三服。凡新产时，服此二三次，能免百病。

济阴方　治血癥蓄在下焦，脐下结急，外热内痛，尺脉洪数。

制研桃仁七粒　炒五灵脂　生地　归尾　牛膝　大黄　甘草各一钱

酒引。

四物汤加煨三棱、莪术、炒焦干漆、桂心各五分，酒兑煎。治血癥每遇寒，触痛不可当。

大抵血癥，瞀①闷烦躁，迷忘惊悸，痰呕汗多，骨节发热，四肢逆冷，与诸证为异。若形气虚弱，仍当扶正，不可峻攻。

八瘕摘要

黄瘕

因行经时及新产后，关窍开张，脏腑虚怯，或当风便溺，致风冷湿气袭入胞中，稽延日久。四肢寒热，身体胀疼，经水淋漏，邪攻左胁，结为气块，按之活动，腰背牵疼，小腹拘急，阴痛尿涩，时下黄汁。

黄瘕坐导方

皂荚去皮、弦及子，炙枯　炒川椒　北细辛各三钱

研为末，生绢缝袋如拇指大，约长三寸，纳药入内，以线扎口，插放阴中，欲便则取出，便完又插入。待拔尽恶血，洗以葱汤，内服逍遥散。

青瘕

因产后玉门②骨缝解散，子户③虚张，或坐卧湿处，或勤洗下体，风湿乘虚袭入。令洒洒苦寒，烦闷沉淖，腹常满痛，恶血结块，伏左右胁下，肩背腰脐牵强，少腹气上攻胁，食少倦卧，大小便难，手足或肿，面青多怒，久则经水不调。内服加味逍遥散，见师尼经闭。

---

① 瞀：原作"瞀"，据木活字本改。

② 玉门：指阴道口。出《素女经》。又名产门、龙门。《妇人良方》："产后玉门不闭。"

③ 子户：指子宫之门户。

青瘕坐导方

炙皂荚三钱　细辛四钱　戎盐一两

共研为末，照前法缝袋，纳入阴中，仰卧半日，待导下青水方妙。

燥瘕

因经行恶血未尽，适逢炎热，远行劳汗，或因暴怒，气血错乱，恶血横流，溢于他脏，郁热内结而成瘕。大如杯盏，牵胁引心，上下走痛，食少盗汗，足酸而疼，小水无常，大便燥结，且多烦呕，形气实者。服内消散。

大黄　黄连　炮姜各二钱　炒朴四钱　炒郁李仁　桂心各钱半　焙干鸡肫皮一枚

共研极细，酒下二钱，以下为度。下后服八味逍遥散。

四物汤加黄芩、黄连，治经行复止，因湿热内郁结成燥瘕。

血瘕

因经行未尽忽然中止，或由饥饱劳役伤损脾胃，清阳不升，血随气乱，左右走注，留结肠胃之间，内夹寒热与月水合并成瘕。腰痛不可俯仰，横骨下积气坚块，活动可移，少腹痛引腰背，久则阴冷，经闭不孕。

桃仁煎　治血瘕血积，形气实者。

制桃仁　大黄　朴硝各一两　炒焦䗪虫五钱

研末，煮醋为丸绿豆大，五更空心酒下一钱，良久必泻，下如豆汁、鸡肝恶物。倘仍不下，如法再服，以下见鲜血，方后用补药。

丹皮散　治血瘕并石瘕，血块走痛，心腹牵疼，形气虚者。

丹皮　桂心　归尾　元胡各一钱　煨三棱　莪术　赤芍　牛膝各钱半

酒兑煎。

《良方》论曰：血瘕者，瘀血结聚而成，伏于隐僻之处，盘结胶固，非攻伐之不易平也。

脂瘕

新产未满月，或遽与男交，月水方来，或强与男合，皆令成瘕。初则支满里急，痛引少腹，腰背牵疼，四肢不举，饮食不甘，卧不安神，块硬走痛，时作时止，气乏头昏，畏寒恶风，膀胱胀闷；日久经水不调，或大小便血。初服逍遥散，次服八珍汤、归脾汤，俱随证加味。

脂瘕坐导方

炙皂荚　炒川椒　吴萸　归尾　干姜　大黄　戎盐各二钱，研末

如法缝绢袋，装药纳阴中，取通利。

狐瘕

经行之时，或因远行遇暴风疾雨，雷电震惊，或遇变故悲哀号泣，皆令气血错乱，恍惚不安，月水横溢成瘕。淅淅恶寒，神短气乏，肢软困卧，梦中惊惕，小腹胀闷，阴内肿满，胸胁腰背牵引重痛。瘕伏子脏，小水短涩，心烦呕逆，如有身孕，忽忽不乐，如有所思，日久成形。有手足者杀人，当于未成形时，以长针从外刺之。常服加味逍遥散。见师尼经闭。

济阴方　治狐瘕日久成形如孕者。取活鼠打死，用薄绵包，里外涂黄泥半指厚，阴干。地上挖小坎，安鼠在内，上用桑柴火煅一日夜，去泥取鼠，研末。每一钱另兑肉桂末三分，同研筛匀，空心时酒调服一钱，服数次，狐瘕自落。后服八珍汤。

蛇瘕

经行产后，阴窍虚张，或行立当风，坐卧湿处，外邪侵入

成瘕。有因空腹早行，感冒山岚瘴气，或饮食不洁，误吞蛇遗之精而成者。形长而尖，在脐上下，或在两胁，色黑闷痛，时作寒热，胸膈气阻，两胫苦疼，少腹多热，小水赤涩，阴内拘急，腰眼牵痛。法当先下、次清、后补养。

济阴方 治蛇瘕已成，形气实者。

大黄　黄芩　朴硝各二钱　炙草　当归　炙皂荚　海螵蛸各一钱

服数剂。攻下瘕后，旋用补药。

鳖瘕

因行经时竭力劳作，衣裤汗污，不即更换，湿郁汗秽侵入成瘕。大者如杯，小者如钱，随气走动，持之跃手，小腹切痛，阴内拘急，腰背牵疼。久则面目黄黑，月水不通。成足形者不治，未成足者可攻下之。

济阴方

大黄两半　炮附子　炮姜　细辛各五钱　人参　炙术　桂心川芎　归尾各一两　炒焦蛀虫十只

研末，酒下二钱。攻下后用药补养。

诸瘕有因经后当风洗浴，或坐卧湿处，湿邪侵入，恍惚觉悟，魂魄消阻，复见所并，心为歆①动，致津液妄行，玉门先闭，积久成瘕，当速攻下。若失调治，状如怀子，日渐长大，数月之后，产下怪物如蛙如猴之类，皆瘕疾也。

节录八瘕症治以备参考，然亦不必如此执泥。盖瘕者，假物成形，移动无常，总属血病。癥者有形，成块不移，总属气病。古有七癥之名而不言其治法，兹折衷群书，要以属气属血，

卷之一　三七

---

① 歆（xīn 心）：喜爱，羡慕。

分门施治，其中夹痰夹食等症，各以类推。他如古方败梳治虱痕，铜屑治龙瘕，曲糵治米瘕，石灰治酒瘕，亦在学者以意消息之可也。

脉略：妇人积聚癥瘕，脉弦急者生，微弱者逆。

积聚癥瘕附法

李氏曰：善治积聚癥瘕者，调其气而破其血，消其食而豁其痰，衰其大半而止，不可尽攻。宁扶脾胃正气，待其自化，此开郁正元散最为得法。愈后用八珍、归脾、地黄等汤以调养之。

薛氏曰：治癥瘕病，形气弱者，须先调补脾胃而佐以消导；若形气实者，当疏导为主而佐以调补。如气血壅滞，积不行者，用大七气汤、乌药散散而行之；脾气虚弱，经闭成瘕，用四君子汤加归、芍补而行之。脾气郁结服归脾汤，肝脾血燥服加味逍遥散。养正积自除，此之谓也。

三棱煎　治血癥、血瘕、食积、痰聚。

三棱　莪术　青皮俱醋炒　炒麦芽　神曲　法半

等分，研末，煮醋糊为小丸，姜汤每下二钱，日三服。

块气　治癥瘕及嗝噎、疝气。

三棱　莪术　香附　青皮俱醋炒　炒萝卜子　炒神曲各五钱　炒连　郁金　槟榔　陈皮　白丑各三钱　炒枳实　炙皂荚　百草霜各钱半

晒研极细，面糊为小丸，白汤每下二钱，日二服。

保合丸　虚人积聚癥瘕，久服自效。

炙白术二两　茯苓　陈皮　法半　酒炒香附各一两　姜炒厚朴　面炒枳实　姜炒川连　酒炒条芩　醋炒三棱　莪术　炒萝卜子　炒神曲　炒麦芽　制苍术　山楂肉　连翘各五钱　炙草

木香各三钱

晒研极细，姜汁糊为小丸，白汤下二钱，日三服。

痞闷门

总　括

胸膈痞闷，因气道壅塞不得宣通也。多由饮食失节，脾胃亏损，邪正相搏，阻隔气道而成，得冷则发。冷入子脏则不受孕，冷入经络则经①水不通。亦有因肝经湿热下注，只小腹痞胀，小水淋漓，时下白带者。

助气丸　治三焦痞闷，胸膈胀满，气结不通。

煨三棱　莪术各两半　炙术　陈皮　醋炒青皮各一两　炒枳壳　槟榔　木香各五钱

晒研极细，煮面糊为小丸，姜汤下二钱，日二服。

胜红丸　治脾积气滞，痞闷不通，呕吐清水，并治伤酒成积，小儿食积。

三棱　莪术　青皮俱醋炒　炒神曲　麦芽　良姜　炮姜　陈皮各一两　酒炒香附二两

晒研极细，煮醋糊为小丸，姜汤每下二钱。

八珍汤加柴胡、栀仁、胆草、香附，治小腹痞闷，小水不利，体倦恶食，兼有热者。若寒热往来，兼口苦胁痛，当服八味逍遥散。

薛氏曰：痞闷若因脾胃虚弱，用六君汤加芎、归。肺脾两虚，用归脾汤。肝经湿热下注，小腹痞胀，初起形气实者，用龙胆泻肝汤。

---

① 经：原无，据木活字本补。

生地二钱　木通　车子　泽泻　条芩　当归各钱半　栀仁
甘草梢　胆草　柴胡各一钱

瘀血血蛊

总　括

经行产后，风冷乘虚袭入血室，瘀血停留。初时尚未结成
坚块，故不名为癥瘕。若积瘀日久，面色萎黄，脐腹胀痛，内
热郁而成血蛊。

失笑散　见上崩漏门。治经行产后，风冷袭入，胞中停瘀，
腹中胀痛者。

玉烛散　见血亏经闭。治瘀停血室，经闭不通，胀痛发热，
形气实者。

大黄汤　治已成血蛊，坚块胀痛，便秘脉实者。

大黄钱半，制研　桃仁十粒，去皮　郁李仁　元胡　炮姜　归
尾　桂心各一钱

酒兑煎服。

桃奴散　治血瘀日久，已成血蛊，蛊久必变蛇瘕、狐瘕。
心志恍惚，似饥非饥，体瘦形消，不时寒热，块硬胀痛，常服
此散消之。

桃奴，即桃树上未成熟而不落之干桃，切片晒干，称足五
钱，两头尖的鼠粪炒枯，称足四钱，五灵脂、元胡索、炒香附、
炒砂仁、大桂心（去皮炒黄）、桃仁各五钱足，晒干，研极细
末，酒调每下二钱，空心日三服。

痃癖疝门

总　括

脐之两旁有筋突起，疼痛，大者如臂，小者如指状，似弓弦者，名痃。若在两肋之间，乃名曰癖。如小腹牵引腰胁疼胀，高起刺痛，则为疝证。

名虽有三，其实皆由风冷客入胞中而然。故其发时，必由外受风冷，发则痛，痛则见，不痛则平复如常也。又曰：痃者，外结募原肌肉之间；癖者，内结隐僻膂脊肠胃之后，比痃较深。疝则属肝，脉必弦急。

经曰：任脉为病，男子内结七疝，女子带下瘕聚。瘕聚即女子之疝。又曰：三阳急为瘕，三阴急为疝。

葱白散　治痃癖初起，腹胁疼痛，因风冷与气血搏结而成者。

当归　赤芍　生地　川芎　茯苓　沙参　炒枳壳　煨三棱　莪术　炒青皮　厚朴　神曲　麦芽　茴香　炮姜　桂心　川楝肉　木香

等分研末，葱白煎汤，每下二钱，日三服。

当归散　治疝气攻冲作痛，因风寒客入血室，肝病脉弦。

当归　川芎　醋炙鳖甲各五钱　赤芍　桂心　槟榔　木香　泡吴萸　醋炒青皮　莪术　香附　酒炒大黄　去皮尖炒桃仁各二钱

晒研极细，白汤每下二钱，日三服。

以上二方，治痃疝之总剂，余详积聚门。

疝　瘕

病属厥阴，多因风冷客入血室，或饮食失节，寒湿下注，或气血劳伤，风冷袭入，与血搏结。腹中梗起，攻走刺痛，推之活动，引阴急痛。若痛甚而逆气上冲者，此为胞中有恶血，久则结成血瘕。

疝脉弦急者易治，虚细者难调。尺脉涩而浮牢，乃为血实气虚。

七疝汤 主治疝瘕，并治奔豚、小肠、膀胱气。

酒炒元胡 小茴 川楝肉 沙参各钱半 炮附子 黑栀仁各一钱 全蝎一个 木香五分

酒兑煎。

温疝汤 治寒疝，阴户紧束，坚块胀疼，冷气冲心。

泡吴萸 炮附子 炒黄 小茴 炮姜 炒芍 元胡 川楝 茯苓 当归 桂心等分

日三服。

交加散 疝瘕初起，寒热不分者，用此兼治。

胡芦巴 川楝肉 酒炒大黄 炒小茴 泡吴萸 黑丑末 滑石末 车子 木通 乌药等分

煎服。

张子和曰：遗尿、癃闭、阴痿、胕痹、精滑、白淫，皆男子之疝也。若血涸月水不行，行后小腹有块，时或动移，前阴突出，后阴痔核，皆女子之疝也。但女子不谓之疝，而谓之瘕。

覃瘕门

肠 覃

积在肠外，状如怀子，月事以时而下。因寒冷内侵，气血凝滞，块结肠外，日渐长大，积久胀痛，腰不得伸，形气实者，先攻后补。

晞露丸

酒炒三棱 莪术各一两 炒焦干漆 炮川乌 炒青皮各五钱 炒茴香 炒山甲 明雄黄各三钱 上轻粉一钱

研细筛末，另兑麝香末五分，捣姜汁糊为小丸，酒水每下一钱，日三服，攻下后服八珍等汤。

石 瘕

积在胞中，状如怀子，月事不以时下。因寒气客于子门，子门气闭不通，恶血当泄不泄，衃以留止，日渐长大，如怀子状，初宜攻下。

见呪丹

炮附子 鬼箭羽 紫石英 元胡索 煨大黄 炒桃仁 泽泻 桂心各三钱 煨三棱 赤芍 归尾 槟榔各四钱 血竭 木香各一钱

晒研极细，酒煮面糊为小丸，酒下三钱，下后服补药。

奔 豚

五积之中，惟奔豚为恶候。前载东垣五积方，特治其大略耳。今录数方以备参考。

夺命汤 治奔豚气，因湿郁阴经，寒束于外，发时气上冲心，喉间阻塞，少腹引阴急痛，四肢冰冷，神色昏怖。

泡吴萸五钱 茯苓三钱 泽泻二钱 桂心一钱

酒水煎服。

豆淋酒 治奔豚气，虚实皆宜。

炒焦黑豆半升，乘热淬入酒中，日数服。

又方 炒小茴、炙山甲、炒全蝎、木香，等分研末，酒下二钱。

失笑散　见崩漏门。加延胡索、炒香附，等分研末，醋调二钱，滚汤冲服。治经行产后血瘀未尽，风冷外袭，瘀随气上攻心，刺痛而奔豚者。

淋证门

总　括

淋者，因心肾气郁，清浊相干，热蓄膀胱，尿涩而痛。妇人行经前后，若尿涩常有余沥，名曰气淋；尿血同出，阴窍作痛者，名曰血淋；尿出浑浊，稠黏如胶脂，名曰膏淋；精结成砂，堵塞尿窍，便时痛甚，名曰砂淋。四者皆属内热，热盛湿郁，水液浑浊而成。

局方琥珀散　治诸淋初起，热甚脉实。

滑石四钱　琥珀　木香　当归　木通　萹蓄　郁金各二钱

晒研极细，白汤下二钱，日三服。

萆薢分清饮　治阳虚白浊，便数尿白，如油如膏。

川萆薢　石菖蒲　炒研益智仁　茯苓各钱半　乌药　甘草梢各一钱

莲子清心饮　治妇女淋证，因忧思抑郁，发热烦躁，便浊遗精，夜静昼甚，过劳即发。

炒莲肉　黄芪　沙参　茯苓各钱半　柴胡　炒芩　炙草　地骨皮　车前子　去心麦冬各一钱

空心，日二服。

温疝汤　见上疝瘕。治冷淋。冷气滞于膀胱，便溺之时，先发寒战口噤，而后尿出。或腹冷胀，此汤加泽泻、香附。

补中益气汤　见崩漏门。加炒研益智、萆薢，治劳淋，因过于劳役，便浊气坠，后遇劳动即发。

六味地黄汤 见经闭门。加炒益智仁、萆薢，治房劳伤肾，便浊遗精，小水淋漓，两尺微弱。

治诸淋大法

用郁金、琥珀以开郁，青皮、木香、香附以行气，蒲黄、牛膝、归尾以破血，黄柏、生地以滋阴。东垣凡例，治小腹胀痛，用青皮疏肝，黄柏滋肾，以其属肝肾部位也。

治诸积大法

凡治积聚、癥瘕、痃癖等证，当先审其形气壮弱、病势缓急而治之。如其人虚弱，则气血衰微，不任攻伐，病势虽盛，当先扶正气而后治其病。若形证俱实，方可先攻其病也。

经曰：大积大聚其可犯也，衰其半而止。盖恐过于攻伐伤其气血也。

罗天益曰：养正积自除。可谓得经旨者矣。

杂证门

热入血室

《金匮》曰：妇人中风七八日，续来寒热，发作有时，经水适断，此为热入血室，其血必结，故使如疟状，发作有时，小柴胡汤主之。

此条言热邪未尽，正值经来，乘虚入于血室之间而潜藏之，致血结而寒热有时如疟疾之状也。肝主血室与胆为表里，胆因肝受邪而病里热，故用小柴胡汤。

柴胡二钱　人参　法半　甘草　条芩各一钱　生姜三片　红枣一枚

加当归、生地、丹皮各钱半，以清血分之热也。

《金匮》曰：妇人伤寒发热，经水适来，昼日明了，夜则谵语，如见鬼状，此为热入血室。治之毋犯胃气及上二焦，必自愈也。

此条又言热虽入血室，然经行不断则热不留结，勿因谵言如见鬼状，遂用大黄、芒硝犯其胃气，及刺期门，伤其荣血，服小柴胡汤和解，犯上二焦，但俟其热随血去，不药自愈。

《金匮》曰：妇人中风，发热恶寒，经水适来，得七八日热除，脉迟身凉，胸胁满如结胸状，谵语者，此为热入血室，当刺期门穴，随其实而取之。

又曰：阳明病下血谵语者，此为热入血室。但头汗出，当刺期门穴，随其实而泻之，濈然汗出者愈。

此二条，一言适来即断，血结在里，为实证。一言阳明病，亦有热入血室。但下血头汗出为不同，故为热入血室，皆由肝实，均当刺期门。

刺法

肝募期门穴，在乳旁一寸半，再直下一寸半，左右同。图见《外科全书》。针刺出血以泻肝热。

若不能刺及刺法不精，切勿妄用，只服清热行血汤。

去皮尖炒研桃仁　酒炙穿山甲　红花　赤芍各一钱　炒研五灵脂　生地　丹皮各二钱　甘草五分

煎服数剂，可代刺法。

合上四症观之，大抵有寒热如疟之状，则当服小柴胡汤和解。至若伤寒发热而经行不断，则虽谵妄，不必治疗，听其热随血去。但后二条皆肝实之证，法当刺期门穴，不能刺者，服清热行血汤代之。此仲景之心法，不得概以小柴胡汤专治也。

《金鉴》曰：妇人平日伤寒，与男子同其治法。惟经水来时，及胎前新产后，热邪乘虚而入血室，治不相同也。其症昼则明了，夜则谵言妄语，如见鬼状，主以小柴胡汤加当归、生地、丹皮各钱半，以清血热。又当随证加减。

若发热无汗恶寒者，为表实，加麻黄一钱汗之。

若发热有汗畏风者，为表虚，加桂枝钱半和之。

若有恶寒发热，已经发汗，今虽无汗，勿再用麻黄，仍加桂枝和之。

若有如疟之寒热，汗出不透者，加麻黄、桂枝两解之。

若厥逆下利，是为中寒，去条芩，加炮姜、附子温散之。

若发热烦渴则为里热，去法半，加花粉、葛根、知母、石膏清解之。

若胸胁、小腹或①满闷，或②胀痛，必停瘀血，加桃仁、大黄、红花、桂心攻之。

大抵经水来时及胎前、新产热入血室者，虽兼他症，要不外夫表里寒热之治，医者当于脉证中详辨之。此《金鉴》之心法，随证加减，小柴胡汤以分治也。

血分浮肿

乃因经血壅滞不行，流入四体，故令浮肿，皮如熟李，或通身青肿，小便秘结。此不必治肿，但调其经，经通自消矣。

加味调经散

当归　酒芍　红花　丹皮　琥珀　桂心　酒炒牛膝　去油没药各二钱　北细辛一钱

晒研极细，另兑麝香末五分筛匀，酒下一钱，日三服。

---

① 或：木活字本无此字。
② 或：木活字本无此字。

水分浮肿

乃因水饮内停，膀胱之气化不行，水溢皮肤，故令浮肿经闭，小水不利，喘满咳嗽。此但治其水，水消肿退，其经自通。

茯苓导水汤

茯苓　槟榔　猪苓　泽泻　陈皮　木瓜　苏梗　木香　大腹毛①　炙白术　炙桑皮　炒砂仁　面炒枳壳

等分研细，面糊小丸，姜汤下二钱，日三服。

附　法

《良方》论曰：经不通则化为血，血不行复化为水。故先因经水闭，然后浮肿，皮如熟李，名曰血分，宜逐恶血，服椒目丸。

椒目　甘遂　黑丑　元胡　当归　五灵脂　续随子　郁李仁　泡吴萸　炮附子各三钱　胆矾　白砒霜　醋炒芫花各五分　斑蝥三个

糯米拌，炒焦黑，去米，共晒研极细，面糊丸绿豆大，白汤下五丸，以恶血下行为度。

若身面先浮肿，然后经闭，小水不利，喘满光亮者，名曰水分浮肿。则当逐水饮，服葶苈丸。

炒葶苈　续随子各五钱　干笋一两

切碎，共研极细，煮枣取肉，糊为小丸，姜皮汤每下十丸，通利为度。

亦有经闭，血化为水，流走四肢，虚肿与水分相类，其实非水也。肿满脉实者，宜补而行之，服人参丸。

---

①　大腹毛：大腹皮的异名，为槟榔的果皮。

人参　酒蒸大黄　当归　桂心　赤芍　赤苓　瞿麦　丹参
各五钱　炒葶苈二钱

晒，研极细，蜜为小丸，米饮下二十丸。

金匮肾气汤　治浮肿，日久肾虚鼓胀，随症加味。

熟地三钱　炒淮药　枣皮　茯苓各钱半　丹皮　泽泻　牛膝
车子各一钱　炮附子　肉桂各五分

血分倍丹皮、牛膝，加红花、当归；水分倍泽泻，加防己、
葶苈。

桑皮散　治脚气感发，两足浮肿，小水短赤，腹胁胀闷，
气急不得卧，或多喘逆。

蜜炒桑皮　炒郁李仁　赤苓各二钱　防己　木通各一钱　醋
炒青皮　炒研苏子　腹毛　槟榔　木香各五分

姜皮引。

正脘散　治中焦痞闷①，两胁气痛，浮肿便秘，及脚气
上攻。

炙白术　川芎　苏叶　陈皮　独活　木瓜各钱半　甘草　腹
毛②　槟榔　丁香各一钱

姜皮引。

梦与鬼交

因七情内伤，亏损心脾，神无所护，鬼邪干正，魂魄不宁，
故夜梦与鬼交接，独笑独悲，如有对忤③，只多服加味归脾汤。

人参　蜜芪　炙术　茯神　龙眼肉　炒研枣仁各钱半　当归

---

①　痞闷：木活字本作"虚痞"。《济阴纲目》卷七"正脘散"作"虚
痞"。

②　腹毛：《济阴纲目》卷七"正脘散"作"大腹皮"。

③　忤（wǔ午）：逆，不顺从。

远志肉　炒莲肉　炒研益智各一钱　炙草　木香各五分　姜三片
枣二枚

临服兑入辰砂、琥珀末各二分。日三服。

若兼颠狂，另详初集神病门。若成鬼胎，详四卷胎前本病。

梅核气

《千金方》云：咽中帖帖如有炙肉，吐之不出，吞之不下，
俗名梅核气。乃因内伤七情，外伤寒冷所致。用半夏厚朴汤。

姜制半夏　姜炒厚朴　茯苓各三钱　苏叶钱半

姜、枣引。

胸腹中气不通快者，加陈皮、香附、甘草。

《金鉴》曰：梅核气，因七情过节，七气病生，郁结生痰，
如絮如膜，凝结喉间，咯之不尽，咽之不下，日久不愈，变成
嗝噎，上吐痰沫，下秘二便，宜服三因方。

制半夏　茯苓各二钱　炒朴　炒芍　陈皮　苏叶各一钱　人
参　桂心　炙草各五分

姜、枣引，多服自愈。

血风疮

妇女经水不调者，多患血风疮，遍身起疹丹毒状，或痒或
痛，搔之成疮，总由风湿燥血所致，宜服八味逍遥散。

柴胡　当归　炒芍　炙术　茯苓各二钱　炙草　丹皮　栀仁
各一钱

薄荷、煨姜引。

热甚加条芩，或加生地、丹参；风盛加芥穗、防风。

若结痂之后，疮虽愈而复起白屑，肌肤强硬者，乃血少不
润也，服益气养荣汤。

人参　炙术　茯苓　炙草　蜜芪　当归　川芎　炒芍各一钱
生地二钱　陈皮　贝母　桔梗各八分　香附米钱半

姜、枣引。多服自愈。

其妇科头、足、乳、阴诸般疮毒，详载六卷外科门。

卷之二

嗣育门

胎孕之原

天癸乃父母所赋，先天生身之真气也；精血乃水谷所化，后天成形之本也。男子二八，先天肾气盛，天癸至，与后天所生之精会合而盈。然男子属阳，阳应日，故精盈而日举。女子二七，先天肾气实，天癸至，与后天所生之血会合而盛。然女子属阴，阴应月，故血盛而月下也。所以至期男女媾，其先天真气、后天精血，阴阳会合，乃能有子。当此之时，阳盛自然成男，是乾道成男也；阴盛自然成女，是坤道成女也。

论先天真气

胡氏曰：男女交垢，其所以凝结而成胎者，虽不离乎精血，犹为后天滓质之物。而一点先天真一之灵气，萌于情欲之感者，妙合于其间。即朱子所谓：禀于有生之初。《悟真篇》所谓：生身受气，初者是也。是以良医，因人无子，语男则主乎精，语女则主乎血。著论立方，男补肾，女调经，而又参之以补气行气之说，察其脉络，究其盈亏，审证施治，夫然后一举可孕。天下之男无不父，女无不母矣。

论后天精血

袁了凡曰：聚精之道，一曰寡欲，二曰节劳，三曰息怒，四曰戒酒，五曰慎味。今之谈养生者，多言采阴补阳，久战不泄，此为大谬。盖肾为精之府，凡男女交媾，必扰其肾，肾动则精血随之而流。外虽不泄，精已离宫，未能坚忍者，亦必有真精数点随阳之痿而溢出，此其验也。如火之有烟焰，岂有复反于薪者哉？是故贵寡欲。

精成于血，不独房室之交损吾之精，凡日用损血之事，皆宜裁节。如目劳于视，则血因视耗；耳劳于听，则血以听耗；心劳于思，则血以思耗。吾随事节之，则血得其养而日积矣，是以贵节劳。

肾主闭藏，肝主疏泄，二脏皆有相火，而其系上属于心。心者，君火也。怒则伤肝，而相火动，动则疏泄者用事，而闭藏者不得其职矣。虽不交合，精血亦暗流而潜耗，是以当息怒。

人身之血，各归其舍则常凝。酒能动血，饮则面赤，手足俱红，是扰其血而奔驰之也。醉酒者，其血衰，数月无房事，精始厚而可用。然使一夜大醉，精复薄矣。是故宜戒酒。

经云：精不足者，补之以味。然酝郁之味，不能生精，惟恬淡之味，乃能补精耳。盖万物皆有真味，调和胜而真味衰矣。不论荤素，但煮之得法，自有一段冲和之气，益人肠胃。《洪范》论味曰：稼穑作甘。世间之物，唯五谷得味之正，人能澹食谷味，最能养精，是以当慎味。

论男女完实

褚尚书①求男论曰：建平孝王，妃姬皆丽，无子，择民间未笄②女子入御，亦无子。问曰：求男有道乎？澄对曰：合男

---

① 褚尚书：指褚澄，字彦道，阳翟（今河南禹县）人。于南齐建元（479~480）中拜为吴郡太守，后官至左中尚书。据《南齐书·褚澄传》载，褚澄医术高明。褚氏著有《杂药方》二十卷及《褚氏遗书》，前者散佚，后书系唐代人整理而成，并于宋嘉泰年间刊行。

② 未笄（jī 机）：指女子未成年。笄：古代特指女子十五岁可以盘发插笄的年龄。

女必当其年。男子十六而精通，必待三十而娶，女子十四而天癸至，必待二十而嫁者，皆欲其阴阳完实，然后交而孕，孕而育，育而其子坚壮长寿。今未笄之女，天癸始至，已近男色，阴气早泄，未完而伤，未实而动，是以交而不孕，孕而不育，育而其子脆弱不寿也。大王诚能访求多男妇人至宫府，有子之道也。王曰：善。未再期，生六男。夫老阳遇少阴，老阴遇少阳，亦皆有子之道也。

论精血盛衰

褚氏曰：饮食五味，所以养人髓血、骨肉、肌肤、毛发也。男子为阳，阳中必有阴，阴之数八，故一八而阳精升，二八而阳精溢；女子为阴，阴中必有阳，阳之数七，故一七而阴血升，二七而阴血溢。阳精阴血皆五味之中秀实也。方其升也，智虑开明，齿牙更始，发黄者黑，筋弱者强；及其溢也，肢体五官无不充周。凡子形肖父母者，以其精血尝于父母之身，无所不历也，是以一肢废则其子一肢不肖也。夫精未通而御女，以动其精则精瘅，其未满之处，异日有难状之疾。阴已痿而思色，以降其精则精败，内溢肌肤而成痈，尿窍梗塞而为淋。精已耗而复竭之，则大小便牵疼，愈疼则愈欲小便，愈便则愈疼矣。女子天癸既至，逾十年无男子合，则多不调；未满二十，多与男合，亦致不调。不调则旧血不出，新血妄行，或滨①而入骨，或泛而为痰，或交媾不孕，经病所由生矣。

附　法

炼精之诀，需于半夜子时，披衣起坐床中，先以两手搓极

---

① 滨：通"濒"。迫近，几至。《国语·齐语》："夫管夷射寡人中钩，是以滨于死。"

热，将一手掩脐，以一手兜住外肾，而凝神于内肾，静息片时，久久行之，精自旺矣。

种子门

论种子时候

聚精之道，唯在寡欲。交接女子，必乘其时，不可失之迟早。盖妇人一月经行一度之后，必有一日氤氲①之时，气蒸而热，如醉如痴，有欲交接不可忍之状，乃天然节候，成胎生化之真机也。

论氤氲之时

了凡曰：天地生物，必有氤氲之时；万物化生，必有乐育之候。猫犬至微，将受孕也，其雌必狂呼而奔跳，以氤氲乐育之气触之而不能自止耳。世人种子有云：三十时辰两日半，二十八九君须算者，此特言其大概，非确论也。又《丹经》云：一月只有一日，一日只有一时。凡妇人一月经行一度，必有一日氤氲之候于一二时间，气蒸而热，如醉如痴，有欲交接不可忍之状。于此时，逆而取之则成丹，顺而施之则成胎矣。其曰三日月出更，又曰温温铅鼎，光透帘帏，皆言其景象也。

种子需察脉

陈楚良曰：人身气血，各有虚实寒热之分，惟察脉可知。舍脉而独言药者，妄也。脉有十二经，应十二时，一日一周，与天同运，循环无端。其至也，既不宜太过而数，数则热矣，

---

① 氤氲（yīnyūn 因晕）：古代指阴阳二气交会和合之状。《白虎通·嫁娶》引《易》："天地氤氲，万物化淳。"

又不宜不及而迟，迟则寒矣。如太有力而实，非正气能自实也，正气虚而外邪来乘，以实之也，治法当先散郁，以伐其邪，邪去而后正可扶也。如太无力而虚，虚乃正气、正血自虚也，治法惟当补其正气、正血耳。亦有男妇，上热下寒，表实里虚，而难得子者，法当临睡时服凉膈散，以清上热，每晨吞八味地黄丸，以温下寒，间进升散之药，以达其表，及服厚味药饵，以实其里，阴阳和矣。

又有妇人，气多血少，寒热乖违，月水不调，或前后愆期，带下淫浊，皆当诊脉，以活法治之。务使其夫妇之脉皆和平有力，不热不寒，聚精会神，交合如期，自是宜男而且寿考。故欲求子者，必调匀夫妇之脉，两得和平，适足相当。设有未调，当于夫妇中对脉立方，因症用药，惟在医者，以意消息之。世人因无子，专怪妇人不受孕，纷纷置妾，卒无一得，殊为不晓此中因也。

附脉略

《素问》曰：督脉生病，女子不孕。凡脉微弱而涩，必难受孕。肥人脉细，胞中有寒，体黄脉迟，胸中有寒，少腹冷，久恶寒，年少得之主无子，年长得之主绝产。阴冷脉迟，主难受孕。余详后卷。

种子先调经

娄全善曰：求子之法，莫先于调经。每见妇人之无子者，其经必前必后，或少或多，或将行作痛，或行后作痛，或过期经闭，或胀或痛，或不胀痛，或经行紫黑稠黏，或清淡腥臭，皆属不调，不能成孕。其不调之由，要不外血热、血虚、血瘀、血滞、气虚、气滞而已。治法主以四物汤随证加味。血滞加元胡、香附、五灵脂；血瘀加桃仁、红花；血热加黄连、条芩；

热盛秘结加炒厚朴、大黄；气虚加蜜芪、参、术；气滞加木香、香附；气实加槟榔、元胡、炒枳壳；脉症虚寒加附、桂。滞久血沉痼者，方吐之下之，直待积去滞行，虚回经调，然后气血和平，乃能有子。予每治经不调者，用香附制过，醋糊为丸，屡获神效也。

朱丹溪曰：妇人无子者，多由血少不能摄精。俗医悉谓子宫虚冷，投以辛热之药，煎熬脏腑，血气沸腾，祸不旋踵。或有服艾者，不知艾性至热，入火灸则下行，入汤药则上行，多服损人，咎将谁执？凡形体肥盛，禀受甚厚之妇，经水不调不能受孕者，乃由脂膜满溢，闭塞子宫，宜行湿燥痰，用羌、防、苍术、枳壳、炙术、半夏、南星、陈皮、川芎、滑石之类。或常服启宫丸、导痰汤，见后。

凡瘦怯性急之妇，经水不调不能成胎者，乃由子宫燥涩不能摄精也。宜凉血降火，用四物加香附、丹皮、柴胡、地骨皮、条芩之类。若尺弱阴虚不足，可常服六味地黄丸。

薛立斋曰：妇人不孕，亦有因六淫七情之邪损伤冲任，或宿邪淹留，传遗脏腑，或子宫虚冷，或气旺血衰，或血中伏火，或有脾胃虚弱不能荣养冲任。更当审其男子之形质、脉息虚实何如。有肾虚精冷，不能融育成胎，禀赋素亏，气血不平者；有嗜酒荒淫，精气衰薄者。当求其源，兼治之。察脉大要，皆以尺脉为主。若右尺微细，或浮大无力，主以八味地黄丸；如左尺洪大，按之无力者，只服六味地黄丸，盐汤下；两尺微细，或浮大无力者，主以十全大补汤作丸，姜、枣汤下。若误用辛热燥血之剂，则危矣。

种子良方

四物汤　治妇人血虚不能受孕，一切经候不调，随证加减。

更详一卷。

　　蒸晒熟地黄三钱　酒洗当归　酒炒白芍各二钱　川芎钱半

　　日煎二服。

　　血热去熟地，用生地，加芩、连；血瘀去白芍，用赤芍，加桃仁、红花；气虚加蜜芪、人参、炙术、炙草；有痰加炙白术、去白陈皮、制半夏；气滞加木香、香附、元胡、砂仁；血滞加酒炒香附、元胡、郁金、炒朴；实热便秘加大黄、枳壳、朴硝；风盛加荆芥、防风、秦艽、羌活、薄荷；虚寒加附子、炮姜、吴萸、肉桂；血虚内热加柴胡、丹皮、栀仁、条芩。

　　四君子汤　治妇人阳虚不能受孕。凡元气虚弱，通用此方。加减见后。

　　人参　炒白术　白茯苓各二钱　炙甘草一钱

　　生姜三片、红枣二枚引。

　　如无人参，用蜜蒸葳蕤五钱，北沙参代亦可。俗用荠苨①代，误矣。

　　五味异功散　治脾虚不调，不能成孕。用此补气兼理其气，脾胃自调。

　　即四君内加去白陈皮一钱。

　　六君子汤　治脾虚痰饮不能受孕。凡气虚有痰，脾虚鼓胀，皆可常服。

　　即四君内加陈皮、姜制半夏各一钱。

　　香砂六君汤　治胃虚呕吐及虚寒胃痛，或腹痛泄下，久不受孕。

　　即六君内加炒研砂仁、藿香、香附。

_____

　　①　荠苨：桔梗科植物荠苨的根，性甘寒，功用清热解毒化痰。

七味白术散　治脾虚渴泻及体虚脉弱，肌热发渴，可常服之。

即四君内加葛根、藿香各钱半，木香五分。

参苓白术散　治脾胃虚弱，饮食不消，或吐或泻。

即四君内加炒苡仁、炒莲肉、炒扁豆、炒山药、炒砂仁、桔梗、陈皮。

十味人参散　治虚热潮热，倦怠自汗，烦渴脉弦。

即六君内加柴胡、条芩、白芍、葛根。

归脾汤　治思虑损伤心脾气血，怔忡惊悸，食少不眠，寒热盗汗。

即四君内加龙眼肉、炒枣仁、远志肉、蜜芪、当归各一①钱，木香五分。

逍遥散　治血虚肝燥，骨蒸劳热，咳嗽潮热，寒热往来，口干便秘，脉弦。

即四君内去人参，加柴胡、炒芍、当归各二钱，薄荷五分，煨姜三片。

八珍汤　治心肺虚损，气血两虚，于补气中兼补其血。

即四君汤合四物汤煎服。

十全大补汤　治气血虚极，不能受孕。

即八珍汤加蜜炙黄芪二钱，肉桂五分，或用桂心。

人参养荣汤　于补气中专养荣血。

即八珍内去川芎，加蜜芪、肉桂、远志、五味子、陈皮。

益气养荣汤　治气血俱虚。凡疮疡溃后可常服之。

即八珍内加蜜芪、香附、陈皮、桔梗、贝母。

---

① 一：木活字本作"二"。

理中汤　治脾胃虚寒，或吐或泻，脉沉迟者。

即四君汤去茯苓，加干姜钱半。虚寒甚者加炮附子，或加吴萸。

补中益气汤　治气虚不能生①血，经水不调，不能受孕。凡烦劳血伤，身热心烦，懒言恶食，脉洪大而虚，或喘或渴，或阳虚自汗，或疟痢脾虚日久不愈，一切清阳下陷，中气不足之证。

蜜炙黄芪三钱　人参沙参代，三钱　土炒白术　酒洗当归　炙草各钱半　陈皮一钱　升麻　柴胡各八分　生姜三片　红枣二枚

加减法：血不足者，倍加当归；精神短少，加五味子；肺热咳嗽，减去人参；口渴咽干，加葛根；头痛，加川芎、蔓荆子；脑顶苦痛，加藁本、北细辛；通身痛，加羌活、防风；腹痛，加白芍；热痛，加黄连；有痰，加制半夏、南星；能食而心下痞闷，加姜炒黄连；渴盛，身体重痛，加制苍术；咽痛，加桔梗；夹热，加元参、牛蒡子；胸中有寒，加肉桂或桂心；阴虚，去升、柴，加熟地、枣皮、山药；夹食滞，加炒曲、麦芽、山楂；阴火燥热，加盐水炒知母、黄柏；胃寒气滞，加炒青皮、益智、木香；泄泻，去当归，加茯苓、苍术、益智；腹胀，加炒枳实、厚朴、砂仁、香附；大便秘结，脉证尚实，加煨大黄；春月咳嗽，加芥穗、款冬、旋覆花；夏月咳嗽，加麦冬、五味子；秋月咳嗽，加天冬、贝母、条芩；冬月咳嗽，加连根节麻黄。

李东垣曰：脾胃虚者，因饮食劳倦，心火亢甚而乘其土位，其次肺气受邪，须多用黄芪，而人参、炙草次之。盖脾胃一虚，

---

① 生：木活字本作"摄"。

肺气先绝，故用蜜芪以益皮毛而固腠理，不令自汗。上喘、气短，故用人参补之。心火乘脾用炙草，甘温以泻火热而补脾元。若脾胃急痛并大虚，腹中急缩，宜多用之。唯中满则当减去白术，苦而甘温，除胃中之热，利腰脐间血。胃中清气在下，必加升麻、柴胡以升之，引参、芪、炙草甘温之气味上升，以补胃气之散而实其表，又缓带脉之缩急。气乱于中，清浊相干，用陈皮理之，又助阳气上乘，以散滞气。脾胃气虚，为阴火伤其生发之气，荣血大亏，血减则心无所养，致令心满而烦，病名曰悗①，故加甘辛微温之剂生阳气。仲景之法，血虚以人参补之，阳旺则能生阴血，更以当归和之，少加黄柏以救肾水，泻阴中伏火。如烦犹不止，少加生地黄补肾水，水旺则心火自降矣。

李士材曰：虚人感冒不任发散者，此方可以代之。东垣谓肌热者，表热也，服此数服，得微汗则已，非正发汗，乃阴阳气和，自然汗出也。

补中益气汤加黄柏八分、生地钱半，治阴乘阳，发热昼甚，自汗短气，口渴无味。

顺气和中汤 即本方加川芎、白芷、蔓荆子各一钱，北细辛五分。治清阳不升，头痛恶风，脉弦而细。

调荣养血汤 本方加羌活、防风、川芎、细辛。治劳力伤气，外感风寒，恶寒发热，微渴，汗出身痛，脉浮无力。

调中益气汤 即本方去当归、炙术，加制苍术、木香。治脾胃不调，胸满体倦，食少，气短，口不知味及食入反出者。

东垣调中汤 即本方加五味子、炒白芍。治同前症。凡气

① 悗（mán 蛮）：烦闷。

虚多汗服之，以收耗散之气，有发有收，最妙。

升阳顺气汤 即本方去白术，加炒研草蔻、酒炒川柏、神曲、法半。治饮食劳倦后满闷，短气，不思饮食，口中无味，时或恶寒。

益胃升阳汤 即本方加酒炒条芩、炒神曲各一钱。治经水不调及脱血后食少水泻。

东垣曰：脱血益气，古圣之法也，主以此汤，补胃气以助生发之气。

六味地黄丸 治肝肾不足，真阴亏损，精血枯竭，憔悴羸弱，腰痛足酸，自汗盗汗，水泛为痰，发热咳嗽，头晕目眩，耳鸣耳聋，遗精便血，消渴淋沥，失血失音，舌燥咽痛，虚火牙痛，足跟作痛，下部生疮，皆可常服。

九蒸九晒熟地黄八两，石臼捣成膏，听用　净枣皮　炒山药各四两　茯苓　丹皮　泽泻各三两

晒研极细，将地黄膏拌匀，另炼成白蜜斤半，和药糊为丸，梧子大，晒干，新瓶收贮。每服三钱，盐汤送，日三服。

加减法：禀赋素亏，血少阴衰，再加熟地；精滑，头昏重，加山药、枣皮；小便或多或少或赤，倍加茯苓；小水淋沥或胀，再加泽泻；心虚火盛及有瘀血，再加丹皮；脾胃虚弱，皮肤干涩，倍用山药；若要阴阳平补，须煎补中益气汤，每日吞送此丸二次，或于上午服补中益气汤，下午盐水送下六味地黄丸。

八味地黄丸 治虚羸少气，相火不足，尺脉微弱，及右尺脉沉细数者。

砂仁末和酒蒸晒　熟地四两，另捣成膏　炒山药　枣皮各二两　茯苓　丹皮　泽泻各两半　炮附子　上肉桂各五钱

晒研筛末，和地黄膏拌匀，加炼蜜十两，糊为小丸。酒水

每下三钱。

王冰所谓益火之原，以消阴翳也。

李士材曰：肾有两枚，皆属于水，初无水火之别，《仙经》云：两肾一般无二样，中间一点是阳精。两肾中间穴，名命门，相火所居也。一阳生于二阴之间，所以成乎坎而位乎北也。

李时珍曰：命门为藏精系胞之物，其体非脂非肉，白膜裹之，在脊骨第七节，两肾中央，系着于脊，下通二肾，上通心肺胃脑，为生命之原，相火之主，精气之府，人物皆有之，生人生物皆由此出。《内经》所谓七节之旁，中有小心是也。以相火能代心君行事，故曰小心。

汪讱庵曰：男女媾精，皆禀此命火以结胎。人之窍通寿夭，皆根于此。乃先天无形之火，所以主无为而应万事，蒸糟粕而化精微者也。无此真阳之火，则神机息灭，生气消亡矣。惟附子、肉桂能入肾命之间而补之，故加入六味地黄丸中为补火之剂。亦有肾虚火不归经，大热烦渴，目赤唇裂，舌上生刺，喉如烟火，足心如烙，脉洪大无伦，按之微弱者，宜煎十全大补汤，吞送八味地黄丸。

或问：燥热如此，复投桂、附，不以火济火乎？曰：心包相火附于命门，男以藏精，女以系胞。因嗜欲竭之，火无处所附，故厥而上炎。且火从肾出，是水中之火也。火可以水折，水中之火不可以水折。附、桂与火同气，而味辛能开腠理、致津液、通气道，据其窟宅而招之，同气相求，火必下降。然则附、桂者，固治相火之正药欤。

钱仲阳将仲景八味丸减去附、桂，制为六味地黄汤，用治小儿，今通用之。

六味地黄汤　通治肝肾不足、真阴虚损等症，详见前篇。

制熟地四钱　炒山药　枣皮各二钱　茯苓　泽泻　丹皮各钱半
空心日二服。

知柏地黄汤　即本方加盐水炒川柏、知母各一钱。

治阴虚火动，骨瘘髓枯，尺脉旺者。《医贯》辨证已载一卷经闭门。

王冰所谓壮水之主，以制阳光也。

元麦地黄汤　即本方加去心麦冬、元参各钱半。

治阴虚火动，喉瘅咽痛，烦渴懊憹，用此散浮游之火。

七味地黄汤　即本方加肉桂五分。

治阴虚火炎，用此引无根之火降而归元。

八仙长寿饮　即本方加五味子一钱，麦冬钱半。

治阴虚亏损，劳热劳嗽。

本方加姜炒杜仲、川牛膝、川续断。治肾虚腰膝酸疼、足跟肿痛。

加味地黄丸　《金鉴》治月水不调，不能受孕，即使受之，亦不全美，宜常服此丸。

蒸晒熟地四两，另捣成膏　炒山药　净枣皮童便浸　炒香附各二两　茯苓　丹皮各两半　泽泻一两

晒研极细，将地黄拌匀末内，炼成白蜜十四两，糊药为丸梧子大，晒干收好，酒水每下三钱。

涤痰汤　《金鉴》治肥盛妇人身中有脂膜，闭塞子宫，不能受孕，煎此汤吞送后丸药。

茯苓四钱　炙白术　制半夏　炒香附　当归　白芍　陈皮　川芎　甘草各一钱

配成数十帖，每日煎一帖，加生姜引，作二次吞送后丸。

涤痰丸

土炒白术四两　姜制半夏　酒炒香附　川芎　茯苓各二两 炒神曲　陈皮　甘草各一两

有热加条芩一两。晒研极细，煮米粥糊丸梧子大，每日煎涤痰汤，吞送二次，每服三钱。

大补丸　《金鉴》治瘦弱妇人，血少不能受孕，宜常服此丸。

去心麦冬　天冬各二两，另晒研为末　石菖蒲　炒枸杞　炒益智　远志肉　北沙参　地骨皮　白茯苓各一两

晒研极细，和入前末，炼蜜八两，糊丸梧子大，酒水每下三钱。

苁蓉菟丝丸　此丸不寒不热，助阴生子，久服自效。

漂制肉苁蓉　盐水炒菟丝　覆盆子　当归　川芎各三两　蛇床子　白芍　煅牡蛎　酒炙海螵蛸各两半　五味子　防风　条芩各一两　陈艾叶五钱

晒研极细，蜜丸梧子大，早晚盐汤送下三钱。

金鉴调经丸　此丸理气养血，调经种子，中和之品。

姜汁炒杜仲　酒炒①香附各四两　酒炒肉苁蓉　炒小茴　炒枯芩　醋炒青皮　炙焦生地　炙海螵蛸　炒乌药　元胡　陈皮　当归　川芎　白芍各二两

晒研极细，煮面糊为小丸，酒水每下三钱，日三服。

调经种玉汤　治因七情所伤，久而无子，一切经带崩漏，皆可常服。

熟地　当归　酒炒香附各二钱　白芍　川芎　茯苓各钱半

① 炒：原无，据木活字本补。

吴茱①　延胡索　陈皮　丹皮各八分

　　生姜引。每于行经前后煎服数剂。有热去吴茱，加条芩；先期血热色赤，去吴茱，加川连五分，条芩一钱；若过期血少色淡，面唇㿠白，脉沉迟者，加桂心、炮姜、艾茸。

　　加味八珍汤　治气血两虚，不能受孕，一切体弱脉微，经水愆期者。

　　沙参　炙术　茯苓　当归　熟地　山药各钱半　川芎　炒芍　炙草　酒炒肉苁蓉　炒研益智仁各一钱

　　姜、枣引。每于经行前后服此数剂。

　　济阴导痰汤　治肥盛妇人恣情酒食，致经不调及痰脂闭塞子宫，不能摄精成孕。

　　姜制半夏　泡制南星　滑石末　白茯苓各二钱　陈皮　枳壳各钱半　川芎　防风　羌活　制苍术各一钱　车前子五分

　　生姜引。

　　启宫丸　治子宫脂膜壅塞，不能受孕。此即丹溪茂芝丸。

　　制半夏　炙白术　香附　川芎各二两　茯苓　炒神曲各一两　陈皮　甘草各六钱

　　共研极细，米粥糊为小丸，姜汤每下三钱，日二服。

　　调生丸　治冲任虚寒，子宫冷而不能受孕，孕而损坠者。

　　炙焦地黄　炒当归　泽兰叶　酒炒石斛　土炒白术　元胡　川芎　炒芍各二两　炮姜　肉桂　艾茸各五钱

　　晒研极细，煮米醋糊为丸梧子大，每日早、晚空心酒下三钱。

　　暖宫丸　治子宫虚冷，不能受孕，或带下白淫，面色萎黄，

---

　　①　吴茱：木活字本作"泡吴茱"。

四肢酸痛，倦怠无力，饮食日减，经脉不调，血不华色，肚常胀闷，久无子息，可常服此。更能戒恼怒、禁生冷、清心寡欲，自是宜男。

醋煮透熟香附六两　炙黄芪　酒炒白芍　川续断　陈艾草川芎各二两　瓦上焙焦地黄三两　炒砂仁　泡吴萸　肉桂各五钱

晒研极细，煮醋糊丸梧子大，酒水每下三钱。

温经汤　治月水或前或后，不能成孕。凡尺脉细弱，目眩眼花，腰膝酸痛，肾气虚寒等症，皆可常服。

熟地　当归　炒芍　枣皮　炒山药　炙白术各钱半　酒炒香附　姜炒杜仲　川芎　茯苓各一钱　酒炒元胡　炒小茴　泽泻各八分

洪氏方　治经行数日不止，五心烦热。此热盛迫血，法当清解，不与崩漏同治。

生地　归身　白芍　阿胶　酒炒条芩　炒黑芥穗各钱半　川芎　柴胡　地榆皮　酒炒黄柏各一钱

童便兑煎服。

归附丸　治气乱血虚，月水愆期，时来时止，不能受孕。

当归四两，切片晒干，另研细末，以听后用；香附八两，先用童便浸三日，水洗净去毛，次用酒炒熟晒干，又用醋炒晒干，后用姜汁拌炒，晒极干，另研末筛尽。方将当归末和匀煮，面糊为小丸，白汤每下三钱，日三服。

抑气散　治妇女气盛于血，月水不调。气壅则胸膈满闷，上攻则头晕目眩。

酒煮香附四两　去白陈皮三两　茯神二两　炙草一两

晒研极细，筛末，白汤每下二钱，或减分量，煎作汤服。

天香散　治一切诸气，气上凑心，心胸攻筑，胁肋刺痛，月水不调。

香附四两　乌药一两　陈皮　苏叶各五钱　干姜三钱

共研极细，白汤调，每服三钱。

附益丸　《济阴》治月水不调，不能受孕。

香附八两，童便浸一日，洗去毛，露一宿，晒干再浸，再露再晒，如此三次　益母草连花叶及子共十六两，洗净晒干，忌犯铁器

入石臼内和香附杵为细末，筛尽，醋煮面糊为小丸，白汤下三钱。蜜为丸亦可。

返魂丹　《产宝书》用治月经不调，赤白带下，胎前产后一切诸病。

五月五、六月六、小暑日，益母草开花结子时，连根采取，水洗阴干。用花叶及子共一斤，忌铁器，入石臼杵细筛末，炼白蜜一斤，糊为丸梧子大，晒干收好，每服三钱。

随证用引：

月经不调，赤白带下，白浊白淫，血风劳嗽，从无嗣息，酒水送下。

心烦头痛，血晕血风，及中风瘾疹，头风眩掉，风湿水肿，姜汤下。

风热上干，目赤肿痛及老年便秘、噎嗝、咯血、呕血，薄荷汤送下。

胎动腹痛，下血不止及素惯堕胎者，用当归汤送下。

胎前腹痛，或子鸣腹中，内作声者，米汤送下。

胎前产后，脐胁刺痛，或跌打颠仆，胎损下血，当归、川芎煎汤下。

行经前后，腹中胀痛，或瘀血攻冲，血凝气滞，童便和滚酒送下。

临产酒调化服三钱，能催生保产，或煎川芎、当归汤化服，能治怪产。

临产血晕气乱及去血过多，胎干不下，鸡汤和酒调化五钱频频服。

胞衣不下及横生倒产，胎死腹中，心胸胀满，盐汤化服三钱。

凡新产之后，用童便和滚酒调化此丸，服二三次。能安魂魄，调血脉，通经络，百病皆除。

凡产后血晕血沸，烦渴发狂，昏迷不醒，产后中风，口噤失音，偏痹心烦①，或鼻中衄血，舌黑口干，或瘀血结滞，奔走刺痛，时发寒热，面赤心烦，常流冷汗，或月内咳嗽，自汗发热，渐变骨蒸，或产后跌磕损伤，乳阴痈疽、杨梅疮毒、瘰疬疔肿、癥瘕癫疝，俱用童便和酒煎滚，每送下三钱。

产后泻下血水，煎黑枣汤送下三钱，日二服，以愈为度。后仿此。

产后赤白痢疾，俱用米汤送下三钱。

产后赤白带下，煎阿胶艾叶汤送下。

产后崩漏，下血不止，煎糯米汤送下。

盘肠产及子肠不收，水调盐汤送下。

产后喘满痰嗽，恶心吐酸，面目浮肿，胁痛自汗，举动无力，水酒下。

产后二便秘结，燥热目赤，口苦耳聋，及咯血、呕血，或干咳嗽，薄荷汤送下。

胎前产后，太阳穴痛，呵欠烦热，满闷懒食，手足麻木，

---

① 心烦：木活字本无此二字。

百节酸疼，米汤下。

凡胎产中风、中气、中湿、中暑、中毒、中痰，或跌仆损伤，一切筋骨风痰，俱用酒煎薄荷生姜汤送下，日三服。

附法：

凡小儿初生，化开此丸数两，滚汤调匀，绵蘸洗儿，永无疮疥风疾。

凡小儿尿血、泻血、痢疾、疳疾，用米汤化服一钱。

凡小儿丹毒、遗毒、疔疮、梅疮、疥癞、疮疖，甘草汤化服。

凡小儿无名肿毒，红肿痛硬者，研化此丸，麻油调敷。

凡男妇喉痹咽肿及聤耳出汗，俱细嚼此丸，徐徐以津液送下。

凡患疔毒、痈疽、痔漏、恶疮，俱用米泔水送下三钱。

凡跌打损伤，血瘀气滞，用童便和酒，煎数沸送下。

治白痢，用干姜汤送下三钱。

治赤痢，用甘草汤送下三钱。

经验方 治产后血晕、血风、血瘀、气闭，及中风痰气，食俱效。

益母草连花叶子四钱　　酒炒香附二钱　　酒炒芥穗二钱　生姜三片

夹热去姜，加薄荷引，血瘀童便引，风盛姜、葱引，血虚加芎、归。

受孕门

脉见有子

少阴动甚知有子，阴搏阳别尺寸凭，但搏不滑胎三月，搏

七〇 形园妇人科

而滑右五月形。少阴肾脉动甚者，有子脉也。但当凭其两尺阴脉，若搏指有力，两寸阳脉不搏指面，别于两尺，斯为有子脉无疑矣。其但搏不滑者，主三月之胎；搏而滑右者，主五月之胎也。

四言脉诀

妇人有子，阴搏阳别，少阴动甚，其胎已结。滑疾而散，胎必三月。按之不散，五月可别。

阴搏阳别者，寸为阳，尺为阴。言尺阴之脉搏指而动，寸阳之脉则不搏指，迥然分别，此有子之征也。或手少阴心脉独动而甚者，盖心主血，血主胎，故胎结而心脉动甚也。动者，谓往来流利之动而滑，非厥厥摇动将发为病之动也。疾即数也，滑而且数，按之而散，三月之胎。按之不散，五月之胎也。左为阳，故左尺脉数为男胎；右为阴，故右尺脉疾为女胎也。又曰：但搏不滑胎三月，搏而滑石五月形。

按：当以前条为正，亦有三月之胎，因胎气阻隔而见代脉者。代者动而中止，不能即还，须臾复动，或一二十至一止，或三四十至一止，至数不乖，总不能满五十动也。又曰：代者，真气乏而求代之象也。孕已三月，因胎气阻隔见此无妨。若平常无故见代脉者，不病亦凶。然或因跌打气闷、暴病夺气、疮痛伤气而见代脉，俱不为凶。

辨男女胎

上小下大女腹箕，中正圆高男腹釜，右疾为女左为男，胎气阴阳原作主。盖以女胎，面向母腹，其足膝盘曲抵母腹，故其形如箕之上小下大也。男胎面向母背，则背脊抵腹，故其形如釜之中正圆高也。

右手属阴，脉疾为女；左手属阳，脉疾为男。是胎气钟于阴则右盛，主女；胎气钟于阳则左盛，主男也。

四言要诀

男左女右，孕乳是主。女腹如箕，男腹如釜。

此言五六月之后，孕妇之乳房有核，吮之有乳者，则主有子也。

辨别孕病

妇人月经不至，不分是孕是病者，五个月内察其乳房。若升大有乳者，的是孕也；若不升大而无乳，则是经病。如孕妇有病，脉象和平者无害。

分男女论

分男女之说，先贤有以血先至裹精则成男胎，精先至裹血则成女胎，其精血散分并裹则成骈胎、品胎者，有以月水尽后一三五日成男、二四六日成女，与夫经水断后一二日成男、四五日成女者，有以受气于左子宫则成男、受气于右子宫则成女者，皆各执一见，殊为不晓此中因也。

盖独男独女之胎，可以日数，论其骈胎、品胎，或男或女，亦可以日数论乎？稽之史载：一产三子、四子，有半男半女，或男多女少，女多男少者，则一三五日成男、二四六日成女之说不足凭矣。抑岂有一日受男而二日复受女之理乎？夫丹田，命门也。在男子曰精室，在女子曰子宫，形如合钵，并无两歧之可分，兹曰左曰右，则是有两子宫矣。此说尤属不经，然则何以定之？亦惟以会合天人，阳盛乾道成男，阴盛坤道成女，斯足为确论。

论男女百脉齐到

程鸣谦曰：褚氏言：男女交媾，阴血先至，阳精后冲而成男胎；阳精先入，阴血后参而成女胎。信斯言也。亦有精先泄

形园妇人科

七二

而生男，或后泄而生女者，独何欤？

东垣言：经水才断一二日，血海始净，感者成男；四五日，血脉已旺，感者成女。至于六七日后，则虽交感亦不成孕。信斯言也。亦有经始断交合而生女，经净交合而生男者，亦有四五日以前交合无孕，八九日以后交合而成孕者，独何欤？

俞子木撰《广嗣要略》，著方立图谓：实阳能入虚阴，实阴不能受阳。即东垣之故见也。又言：微阳不能射阴，弱阴不能摄阳。信斯言也。世有尪赢之夫，怯弱之妇，屡屡受胎，欲止之而不能止者；亦有血气方刚，精力过人，乃艰嗣育而无聊者，独何欤？

朱丹溪论治专以妇人经水为主。夫富贵之家，妻妾满前，其中宁无月水当期者乎？有已经前夫频频生育，或娶之以图其易者，顾亦不能得胎，及遗适他人，转盼①生男矣，岂不能受孕于此而独受孕于彼者乎？

《易》曰：地道其顺乎，承天而时行。乃知地之生物，不过顺承乎天，则知母之生子，亦不过顺随乎父，而已知母之顺承乎父，则种子者，果以妇人为主乎？以男子为主乎？是故主乎男子者，不拘老少强弱及精之易泄难泄，只要交感之时，百脉齐到为善耳。交感而百脉齐到，虽老弱、病患、易泄，亦可成胎；交感而百脉参差，虽少壮、强健、精坚，亦难以成胎矣。

至妇人所媾之血，固由于百脉合聚，而较之男子之精，不

---

① 转盼（xì戏）：转眼。喻时间短促。

卷之二

七三

无轻重之分。孔子赞乾元资始①曰大，赞坤元资生②曰至，讵无意乎？若夫男女之辨，又不以精血先后为拘，不以经净几日为拘，不以夜半前后交感为拘，不以父强母弱、母强父弱为拘，只以交感时精血各由百脉齐到别胜负耳。是故精之百脉齐到，有以胜乎血则成男胎；血之百脉齐到，有以胜乎精则成女胎。其有既孕而小产者，有产而不育、育而不寿者，有寿享遐龄者，亦在精血之坚，胞分为修短耳。世人不察其精血之坚，胞已定于禀受之初，乃以小产胎滑专责之母，以不育专付之儿，以寿夭专诿之数，谬矣。

论双胎品胎

古以双胎乃精气有余，歧而分之，血因分而摄之之故也。若男同孕者，刚日阳时也；女同孕者，柔日阴时也；男女同孕者，刚日柔时或柔日阳时也。其他或有不成男女，俗名阴阳子者，又皆阴阳变常，驳气所感，事之所有，理之所无，莫可稽考者也。

辟赶经法

妇人月经，行有常度，三旬一下，自然受孕。或前或后，乃其病也，随症调治，务令如期，自能生育。原不以上弦下弦为拘，今方书载有赶经法，俾从下弦越至上弦，非惟拂其常性，亦且损伤气血，贻害将来者不浅矣。

---

① 乾元资始：语出《周易》："大哉乾元，万物资始，乃统天。"
② 坤元资生：语出《周易》："至哉坤元，万物资生，乃顺天。"在《周易》中，阳性的势力叫作乾，乾之象为天，阴性的势力叫作坤，坤之象为地。认为乾的作用在使万物发生，坤的作用在使万物成长。

辟断子法

《易》曰：天地之大德曰生。予维方书所载断子法类，皆忍心害理，非惟仁人所深嫉，抑亦阴谴所必加。按：《夷坚志》载：东京女子名牡丹者，以售堕胎药，故生得恶报。可不畏欤。

薛立斋曰：大抵断产之法药多峻厉，往往有不起者。是则产之为害，未若断产之法为尤酷也。

戒溺女说

世俗轻弃女命，才离母腹，旋溺水中，殊堪忡①悯。我先人曾助修育婴堂，全活不少。特以村庄②小户有出于不得已处势难保全者，亦复何限？所赖乡党中之仁人君子，平日将天地好生之德讲令明白，以启其善心；又敷衍溺女受恶报诸条，以遏其妄念，临时曲为调护。或倡众资助，或劝人抚养，或捐盘费，令其送入育婴堂，庶几其有济乎。

养胎门

巢元方分经养胎说

妊娠一月名胚胎，足厥阴肝脉养之。

妊娠二月名始膏，足少阳胆脉养之。

三月名始胎，手厥阴心主包脉养之。血不流行，形象始化。

四月始受水精以成血脉，手少阳三焦脉养之。

五月始受火精以成气，足太阴脾脉养之。

六月始受金精以成筋，足阳明胃脉养之。

---

① 堪忡：木活字本作"为可"。
② 村庄：木活字本作"乡村"。

七月始受木精以成骨，手太阴肺脉养之。

八月始受土精以成肤革，手阳明大肠脉养之。

九月始受石精以成毛发，足少阴肾脏脉养之。

十月五脏六腑、关节人神皆备，足太阳膀胱脉养之。

后人推巢氏养胎之说，谓四时之令，必始于春。所以一月、二月间，是肝胆二脉养胎，属木也；三月、四月间，是心包络、三焦脉养胎，属火也；五月、六月间，是脾胃二脉养胎，属土也；七月、八月间，是肺与大肠脉养胎，属金也；九月、十月间，是肾与膀胱脉养胎，属水也。惟手少阴心经脉、手太阳小肠脉二经无所专养者，以君主之官无为而已。此说不经。

《金鉴》曰：男女交媾，精血聚而成胚，此孕形之始也。虽未分身躯脏腑，而其理无不具也。犹太极浑然，包罗万象。而阴阳之一气氤氲，渐次化生，而成母子分形，自然而然，如草木成实，壳脱蒂落也。

受孕分房静养

受孕之后，分房静养，恐动相火，致生胎毒。谨戒饮食厚味、煎炙生冷，使其脾胃调和，故青蔬白饭最能养生。母之气血易盈，子之形成必育，且内调七情，外避风湿寒冷燥热，起居安顺，不持重努伤，勿贪眠过逸，毋登高涉险，勿暴怒悲呼，则母无痛，胎自安矣。

凡受孕在一二三个月内，有胎暗堕而人不自觉者。如肆行交接，扰乱子宫，勤洗下体，启开阴窍，及暴怒伤肝，思虑伤脾，生冷伤胃，努力伤气，皆能令胎暗堕而不自知，故静养为急务也。

安胎母子二法

安胎有二法，母病子病分而施治。凡因母病以致胎动者，但疗其母，母安则胎自安矣。若因胎病有所触动以致母病者，但宜安胎，胎安则母病自愈矣。症治详载三、四卷中。

胎前用药三禁

三禁者，禁汗、禁下、禁利小便也。盖过汗亡阳，恐伤其气；过下亡阴，恐伤其血；过利小便，恐伤其津液也。但当确审其寒热、虚实以施治，用药均不可过峻也。

安胎审宜调治

形瘦之人多火，过用温热，则伤阴血；肥盛之人多痰，过于补气，恐壅气动痰。白术消痰健脾，条芩清热养阴，二味为安胎要药。若有他症，则以他药佐之二味，任其抽添。如火盛则倍芩以清火，痰盛则倍术以消痰，血虚则合四物汤，气虚则合四君子汤，胎动不安更加阿胶、艾茸、杜仲、续断以安之，气盛胎高则加苏梗、伏毛、陈皮、枳壳、香附、砂仁以舒之。

朱丹溪曰：胎前当以清热养血为主，恐伤阴血也。又曰：理脾，脾健则气血易生；疏气，气顺则气血调和。

张洁古曰：胎前产后患伤寒杂病者，皆从厥阴肝经论之，是祖气生化之原也。厥阴与少阳相为表里，故治法毋犯胃气及上二焦。有三禁，禁汗、禁下、禁利小便也。能不犯此三禁，则荣卫自和而寒热止矣。

症治见三卷。

校正逐月养胎宜忌

一月始受孕，胎形如露珠，乃太极动而生阳，天一生水，名曰胚胎，足厥阴肝脉养之。是月也，经始闭，饮食稍异。宜食大麦、稻米饭与酸羹，忌食辛辣与腥物，是谓正其始。毋针灸肝经穴道：

大敦、行间、太冲、中封、蠡沟、中都、膝关、曲泉、阴包、五里、阴廉。凡十一穴，左右足同。

足厥阴肝经行足盘内，穴起足大趾端，行三阴之前。

二月始如桃花瓣，乃太极静而生阴，地二生火，名曰始膏，足少阳胆脉养之，盖胆主精。百节痛者，是为胎始结也。若吐逆恶食，谓之恶阻。或偏嗜一物，乃一脏之虚，如爱食酸，是肝虚不能养胎，宜调肝，余仿此。是月也，居必静处，调和饮食，毋食辛燥生冷物。若吐逆甚者，详后四卷恶阻门调治。忌针灸胆经穴道：

窍阴、侠溪、五会、临泣、丘墟、悬钟、阳辅、光明、外丘、阳交、陵泉、阳关、中渎、环跳、风市。凡十五穴，左右足同。

足少阳胆经行足股外，穴起足四趾端，行三阳之中。

三月始如清鼻涕，先成鼻与雌雄二器，乃分男女，名曰始胎，手厥阴心包络脉养之。是月始化形象，最易动摇。徐之才谓：三月始胎，未有定仪，见物而化。古云：欲生男者，操弓矢；欲生女者，弄珠玑。欲子美好，数玩璧玉；欲子贤良，间观经史。是谓外象而内感者也。

宜端坐清虚，调饮食，慎起居，毋食酸碱、饮醇酒，勿悲忧、叫怒、努力、过劳。盖心包主脉，内属于心。忌针灸心包络穴道：

中冲、劳宫、大陵、内关、间使、郄门、曲泽、大泉。凡八穴，左右手同。

手厥阴心包络行手臂内，穴起手中指端，行三阴之中。

四月始受水精以成血脉，形象具，手足成，手少阳三焦脉养之。是月也，宜静养身体，调和心志，食宜粳稻，羹宜鱼雁。

是谓养气血，以通耳目而行经络。忌针灸三焦穴道：

关冲、液门、中渚、阳池、外关、支沟、会宗、阳络、四渎、天井、消泺、清冷渊。凡十二穴。

手少阳三焦脉行手臂外，穴起无名指端，行三阳之中。

五月始受火精以成气，四肢已成，足太阴脾脉养之。是月也，宜食稻麦精饭、猪羊鸡肉，调以香豉，毋犯辛酸、煎炒生冷，勿过饥过饱、努力劳作。是谓养气，以定五脏。忌针灸脾经穴道：

隐白、大都、太白、公孙、商丘、阴交、漏谷、地机、陵泉、血海、箕门。凡十一穴。

足太阴脾经行足股内，穴起足大趾内侧端，行三阴之中。

六月始受金精以成筋，口目已具，足阳明胃脉养之。是月也，宜微微劳动，运化气力，毋贪眠、长坐、忍饥、过饱，食宜甘美，忌食酸苦生冷。是谓变腠理、舒筋脉，以养其力而兼脊臂。忌针灸胃经穴道：

厉兑、内庭、陷谷、冲阳、解溪、丰隆、下巨虚、上巨虚、条口、三里、犊鼻、梁丘、阴市、伏兔、髀关。凡十五穴。

足阳明胃经行足股外，穴起足三指端，行三阳之前。

七月始受木精以成骨，游其魂，能动左手，手太阴肺脉养之。是月也，皮毛始具，毋怒叫、悲号、纳凉、洗冷，食宜粳稻，忌辛辣生冷。常常运动，是谓养骨而坚齿。忌针灸肺经穴道：

少商、鱼际、太渊、经渠、列缺、孔最、尺泽、侠白、天府。凡九穴，左右手同。

手太阴肺经行手臂内，穴起手大指端，行三阴之上。

八月始受土精以成肤革，九窍方成，游其魄，能动右手，

卷之二

七九

手阳明大肠脉养之。是月也，节饮食，谨风寒，毋食苦咸，毋使性气。是谓密腠理而光泽颜色。忌针灸大肠穴道：

商阳、二间、三间、合谷、阳溪、偏历、温溜、下廉、上廉、三里、曲池、肘髎、五里、臂臑。凡十四穴，左右手同。

手阳明大肠经行臂外，穴起手食指端，行三阳之上。

九月始受石精以成毛发，六腑百节皆备，足少阴①肾脉养之。是月也，宜饮醴食甘，缓带护持，待儿三转其身，清心养性，儿脉续缕皆成，是谓养毛发而致才力。忌针灸肾经穴道：

涌泉、然谷、太溪、大钟、照海、水泉、复溜、交信、筑宾、阴谷。凡十穴，左右足同。

足少阴肾脉行足股内，穴起足心，行三阴之后。

十月之内，五脏皆备，六腑齐通，纳天地精气于丹田，故使关节、人神毕具，足太阳膀胱脉养之。是月也，慎起居，调心志，缓步行动，安眠稳食，待时而生。或有试胎弄胎，切勿轻举妄动。忌针灸膀胱穴道：

至阴、通谷、束骨、京骨、京门、申脉、仆参、昆仑、跗阳、飞阳、承山、承筋、合阳、委中、委阳、浮郄、殷门、承扶、会阳。凡十九穴，左右足同。

足太阳膀胱脉行足股后，穴起足小指外侧端，行三阳之后。

按：手少阴心脉与手太阳小肠脉相为表里。昔人因巢氏养胎之说，见其无所专养，遂谓君主之官无为而已。夫心为身主，自受孕以讫胎产，皆赖此虚灵不昧之体坐运于中，而各经之分养，特供其指使耳。则凡调养孕妇者，逐月切忌触犯二经，而心与小肠穴道，俱忌针灸也。

附录于下：

手少阴心经脉行手臂内，穴起手小指内侧端，行三阴之下。

---

① 少阴：原为"少阳"，木活字本同，据医理改。

少冲、少府、神门、阴郄、通里、灵道、少海、青灵、极泉。心经凡九穴，左右手同。

手太阳小肠脉行手臂外，穴起手小指外侧端，行三阳之下，少泽、前谷、后溪、腕骨、阳谷、养老、支正、小海。小肠凡八穴，左右手同。

辨井荥俞经合原

井、荥、俞、经、合、原，十二经穴名也。手足阳经有原穴，手足阴经无原穴。阴之俞穴，即阴之原穴也。所出为井，井者，如水之出也；所流为荥，荥者，如水之流也；所注为俞，俞者，如水之注也；所行为经，经者，如水之行也；所入为合，合者，如水之会也；所本为原，原者，如水之源也。十二经所属穴道，详见九集刺灸门。

奇经八脉总括

脉有奇常，十二经者，常脉也。奇经则不拘于常，故谓之奇也。盖人之气血，常行于十二经脉，经脉满溢，流入他经，别道而行，故名奇经。奇经有八：曰任、曰督、曰冲、曰带、曰阴跷、曰阳跷、曰阴维、曰阳维是也。任脉，任于前；督脉，督于后；冲脉，为诸脉之海；带脉，犹身之束带；阳跷脉，为足太阳之别；阴跷脉，为足少阴之别；阳维，则维络诸阳；阴维，则维络诸阴。阴阳相维，诸经乃调。

此八脉譬犹图设沟渠，以备水潦，斯无滥溢之患。人有奇经，亦若是也。其循行次第，详见九集刺灸门。

保胎门

《达生编》曰：保胎以绝欲为第一义，其次亦宜节欲。盖欲寡则心清，胎气宁谧，不特胎安，且易生易育，少病而多寿。

保胎又宜少少劳动，使气血流通，筋骨坚固，胎在腹中习以为常，以后虽有些微闪挫，不致坏事。倘安逸不动，则筋骨柔脆，气血不行，略有闪挫，便至堕落。看乡村农妇、仆婢下人堕胎者少，以其习于劳动故也。然非谓胎后方劳，正谓平日不宜过于安逸耳。若平日安逸已惯，及受孕之后方强力劳动，适足损胎，何筋骨坚强之有。夫敬姜百乘之家也，老而犹绩，寻常富贵之家，年少力强妇女，正当勤所事事，岂可暇逸以自病乎。

护胎法

孕已知觉，即用布一幅，宽五六寸，长则随人肥瘦，约缠两道余，横束腰间上，至临盆时，方才解开。若是试胎弄胎，切莫解去。此法有二妙：一则胎未长成时，得此护持，胎有倚傍，孕母腰脊有力，纵有些微挫跌，亦不致动胎，但不可时束时解；一则常令腹中窄狭，以约束其胎，及当正产之时，将布解开，腹中乍然宽阔，俾儿容易转身，顺便生下。

慎起居

孕妇睡觉，须要端正，不可纵恣；或左或右，轮睡有时，不可尽在一边，又不可时刻翻转，转身从容不迫，俾胎安腹中，左右便利，手足活动，则临产顺溜，自然从中道而出矣。

《诀》曰：短睡以安神。谓日间操作之时，觉精神疲倦，不妨短睡一觉。醒来时，当起身穿衣，缓缓行动，则精神自旺。

切忌整日贪眠，损伤血脉也。至若夜间向晦①入息之候也，不可坐到更深，不可时睡时起，睡要穿衣，不宜裸体。寒月勿卧炕床，勿烘被褥，免热毒蕴胎也；夏月勿当风贪凉，勿卧地上及藤铺竹床，免湿冷浸胞也。若带儿女同睡，谨防梦中乱踢。床上用扇，扇毕当插放枕前。睡宜周正，不可盘曲跷架。凡此皆当慎之。

调饮食

保胎药饵，备载三四卷内，难以悉陈。兹将孕妇饮食，一道分别宜忌，以备参考。大抵孕妇饮食宜淡泊，不宜肥浓；宜轻清，不宜重浊；宜甘平，不宜辛热。青蔬白饭最能养生，故贫贱之家，安淡泊而勤所事事，鲜有胎产患病者。但富贵之家，平日厌惯肥甘，此时抑令崇俭，势所不堪，然亦当酌乎其中，于所宜者食之，所忌者勿食。保胎养生之道胥得矣。

孕妇宜食

猪肚、猪肺、臀精、板油、大肠、线鸡②、母鸡、鸡蛋、老鸭、鸽子、鸽蛋、鲫鱼、银鱼、桂鱼、金鱼、淡鲞、海参、燕窝、山药、白莲、熟藕、藕粉、豆腐、腐皮、黑豆、豆豉、豇豆、冬瓜、白菜、萝卜、葱白、冬苋、齿苋、蕹菜③、青菜、菠菜。

凡食鱼肉海味，只可煮取清汤，吹去油汁，随意饮食，不可贪多。切忌五味烹调，煎炒燔炙，恐内酿湿热也。

凡食蔬菜，亦宜清洁，或用麻油，或用猪油，少少调和，

---

① 向晦：傍黑，天将黑。
② 线鸡：指阉割过的鸡。
③ 蕹（wèng 翁）菜：俗称空心菜、藤菜。

入盐尽煮，自有一段冲和之味。忌用香料诸物烹调。

按：五方之风土不齐，所有谷食，各随其乡土所常食以养生者，食之无害。若因受孕后，必变乱其常食，反拂人之常性矣。总以宜者食之，忌者勿食，各随其乡土，因时制宜而已。

凡孕至八九个月，常用麻油煮熟豆腐皮，每日服食最妙。盖麻油能解毒，腐油皮能清热滑胎，富贵皆宜。

孕妇忌食

胡椒、芥末、子姜、大蒜、煎炙、野味。猪血、心、肝、脾、肾。牛、犬、驴、马诸血、心、肝。脚鱼、螃蟹、蛤蟆、河豚、白鳝、菌芝、茼蒿、瓜果、生栗、山禽、野兽、酢鱼、陈脯、糖食。

凡六畜疫死、禽兽自死者勿食，免中毒也。羊犬肉勿多食，免热毒蕴胎也。妊妇食兔肉，令子缺唇。多食鸭肉，令子无声音。食脚鱼，令子缩头短项。食螃蟹，令子横生。多食生姜，令子生枝指。鸡肉、糯米合食，令子生寸白虫。鸡蛋、鲤鱼合食，令子生疳疾。鲜鱼、田鸡合食，令子多喑哑。雀肉与酒同食，令子多淫乱。雀肉、豆酱合食，令子生黑痣。食山羊野兽肉，令子生恶疮。食牛马狗肉，满月难产。豆酱与藿香同食，令胎自堕。多食慈菇，能消胎气。食诸菌芝，生子多狂疾惊痫。食冰浆，令妇绝产。多食鳅鳝无鳞鱼，主多产厄。食瓜果生冷，寒胎。鲜鱼与鹅鸭同食，主动风火。猪油与梅子同食，相反。

彤园附法

受孕妇人勿乱服药，勿过饮酒，勿妄针灸，勿向非常地便溺，勿举重、登高、涉险。心有惊触，犯之难产，子必癫痫。毋整日食眠，宜少劳动，使气血流通。又勿努力过劳，致伤脾胃，生子解颅。衣勿过温，亦勿太薄，食勿过饱，饱勿即睡。

慎起居，调饮食，以和荣卫而调脾胃，母子俱安矣。

至若自家及邻家修造动土，勿往观看，恐适与凶煞相值，致犯胎气，令子破形，或生胎病。要当确守胎教，循规蹈矩，勤乃职事。凡凶恶宰杀、古井废沟、冷庙古冢、迎神赛会之类，俱忌游行观看，免中恶也。

先贤张仲景著《金匮要略》二十五章，其治妇人也，则有第二十章妊娠篇，二十一章产后篇，二十二章杂病篇，法律井然，以明胎产之病异乎常治，示人以有所遵循也。但系千载遗书，错伪阙漏，文义多不相属，虽经历代注家编次诠解，然各执己见，位置无常，每遇疑难，随文附会，鲜有明白旨陈者。

惟《御纂医宗金鉴》搜罗全经，详加注释，订正讹谬，标出衍文，间合旧注，以备参考，而义始无余蕴焉。今妇科方书不下数十家，悉体法言永昭画一①者，盖亦寡矣。兹准经义而折衷之，编成六卷。首调经、崩带、积聚、癥瘕、痞闷、淋疝、杂证；次嗣育、种子、养胎诸法；三妊娠、伤寒、杂证；四胎前本病从治；五临产要诀、产后杂病；六乳阴头足、外科摘要。分门施治，毋令目迷五色云。

---

① 画一：一致；一律。《史记·萧相国世家》："萧何为法，颙若画一。"司马贞索隐："小颜云：画一，言其法整齐也。"

卷之三

妊娠伤寒

凡妇人患伤寒，皆同六经治例。及至受孕，法当权宜，犯胎之药，不可用也。王海藏用四物为主以养血安胎，其表里寒热，一遵六经脉证加味施治，固为得法，但治三阴方法有所未备。兹推衍《伤寒论》，次第疏明，具列于下。

三阳伤寒传经次第

岐伯曰：伤寒一日，巨阳受之。太阳脉循腰脊，经头项，故头项痛，腰脊强。二日，阳明受之。阳明主肉，其脉挟鼻络于目，故身热目痛而鼻干不得卧。三日，少阳受之。少阳主胆，其脉循胁络于耳，故胸胁痛而耳聋。三阳经络皆受其病，而未入于脏者，故可汗而已。

又曰：治之各通其脏脉，病日衰已矣。其未满三日者，可汗而已。其满三日者，可泄而已。

妊娠三阳伤寒：足太阳膀胱、足阳明胃经、足少阳胆经。

太阳症治

表实六合汤　主治太阳初病伤寒。其脉浮紧，恶寒无汗，或发热，未发热，头项腰脊强痛，鼻塞喘满呕逆。此为表实，用此发汗。

当归　熟地　川芎　酒洗白芍各二钱　去根麻黄　北细辛各一钱　生姜三片　葱白三寸

温服，用被盖卧，只取微汗，汗甚邪反留连，后仿此。

茯苓六合汤　次治太阳伤寒。服前方已取汗，而小便不利，膀胱热病者。

当归　生地　川芎　白芍　茯苓各二钱　泽泻一钱

灯草引。

表虚六合汤　附治太阳伤风寒。脉浮而弱，恶寒有汗，发热头痛，鼻鸣干呕，咳嗽身痛。此为表虚，用此和解。

当归　熟地　川芎　酒芍各二钱　桂枝　地骨皮各钱半

姜、枣引。温服取微汗。

风湿六合汤　附治太阳中风湿。脉浮而涩，发热微汗，恶寒头痛，肢节烦痛，身重足软。此中风邪湿气，湿宜两解。

当归　熟地　川芎　酒芍各二钱　制苍术　北防风各钱半

姜、葱引。

阳明症治

葛根六合汤　主治阳明初传伤寒。其脉浮长，恶寒无汗，发热面赤，头额眼眶牵痛，鼻干，卧不得宁。此阳明经中表证，因太阳之邪怫郁也，法宜两解。

当归　熟地　川芎　酒芍　葛根各二钱　麻黄一钱

姜、葱引。

石膏六合汤　次治阳明经中热病。脉长而大，烦躁口渴，身热不恶寒反恶热，引饮自汗。乃肌肉经络中从阳化为热，尚未入腑，当解阳明表里之热。

当归　生地　川芎　白芍　知母各二钱　石膏末四钱　粳米一撮

大黄六合汤　用治阳明胃腑实热。脉沉数有力，大便燥结，小水短赤，蒸蒸潮热，濈濈自汗，胸腹胀痛，舌焦渴饮。此为热入胃腑实热之症，法当攻下。

当归　生地　白芍　川芎各二钱　酒浸大黄一钱　去皮炒研

桃仁七粒

热服取下。

胃腑热证 脉若微涩，便硬未定，及孕妇虚弱者，忌用前汤。或舌滑尿白，里热尚微，虽小水数、大便硬，其热远在广肠，亦不可下，只用导法。

猪胆导法 猪胆汁一合，和醋少许调匀。用竹管指头大，长三寸，下裁平口，刮光，套入肛内二寸，上削斜口，将胆汁灌入，俯卧待欲便时取出。

蜜煎导法 白蜜四两，慢火熬成饴糖状，勿令焦枯，稍冷，捻作挺子如指大，掺皂角末少许，趁热纳入肛中，俯卧片时，待欲出大便，方才取出。

简易方 治妊娠伤寒，胃腑实热，便闭胀满，欲攻下又恐动胎，用此双解。

生地三钱　当归二钱　川芎　赤芍　枯苓各钱半　炒研麻仁炒厚朴　炒栀子　大腹皮　车前子各一钱

此方可多服以取通利。

少阳症治

柴胡六合汤 主治少阳初传伤寒。脉弦或洪兼弦，往来寒热，口苦耳聋，目眩作呕，胸胁满痛。此为少阳表证，忌汗吐下三法，法当和解。

当归　熟地　川芎　酒芍　柴胡各二钱　条苓钱半

姜、枣引。

加减法：呕加陈皮；渴加花粉；腹痛减条苓，倍白芍；胀满去枣；心下悸、小便秘去条苓，加茯苓；身微热无汗加桂枝，服取微汗；咳嗽去姜、枣，加干姜、桔梗、五味；痰多加贝母、制栝蒌仁、茯苓；虚烦加竹叶、粳米；胁痛加炒青皮；兼渴饮、自汗恶热加知母、石膏、粳米。

小柴胡汤　见一①卷热入血室。和解少阳之总剂，孕妇体强者可服。

三阳附法

柴葛解肌汤　治太阳阳明合病，未经汗下者。其脉微洪或浮大，恶寒无汗，发热额痛，耳聋咽干，心烦鼻燥，眼眶胀痛，用此两解。

柴胡　葛根各钱半　羌活　白芷　条芩　白芍　桔梗　甘草各一钱　石膏末二钱

姜、枣引。

加味黄芩汤　治太阳少阳合病。脉浮而弦，恶寒头痛，口苦耳聋，胁痛，下利而呕。

黄芩三钱　当归　白芍各二钱　川芎　炙草各钱半

姜、枣引。

柴胡白虎汤　治阳明少阳合病。脉洪兼弦，往来寒热，口苦胁痛，自汗，烦渴而呕。

柴胡　知母各钱半　人参　法半　条芩　甘草各一钱　石膏末三钱②　粳米一撮

姜、枣引。

人参白虎汤　治三阳合病。腹膨胀满，口中干燥，身重难转，谵语渴饮，欲眠懒食，睡出热汗，遗尿不知，面有油垢。此热盛灼津也。

石膏末四钱　知母二钱　人参　甘草各一钱　粳米一撮

①　一：原作"二"，据卷一正文改。
②　三钱：原无，据木活字本补。

卷
之
三

八
九

煎至米熟服。

升麻六合汤　治妊娠伤寒，汗下后邪不解而欲传经，湿毒发斑如锦纹。法当升散。

当归　生地　赤芍　川芎各二钱　升麻　连翘各一钱

姜、葱引。

枳朴六合汤　治阳明伤寒，汗下后虚痞胀满，时作时止。此为胃腑虚气，法当消散。

当归　熟地　炒芍　川芎各二钱　姜汁炒厚朴一钱　面炒枳实八分　木香三分

栀芩六合汤　治三阳伤寒汗下后，胸热心烦，夜不得眠。此为阳邪乘阴，阴不得静。

当归　生地　白芍　川芎　条芩各钱半　酒炒栀仁八分

胶艾四物汤　治妊娠伤寒，汗下后表里已清而胎气损伤，血漏不止。

当归　熟地　炒芍各二钱　川芎　阿胶各钱半　艾叶八分

或加蜜芪、炙草。

四物大黄汤　海藏用治孕妇伤寒蓄血发狂症。

当归　生地　熟地　川芎　赤芍各二钱　酒浸大黄一钱

热服取下。

三阴伤寒传经次第

岐伯曰：四日太阴受之。太阴脉布胃中，络于嗌①，故腹满而嗌干。五日少阴受之。少阴脉贯肾，络于肺，系舌本，故口燥舌干而渴。六日厥阴受之。厥阴脉循阴器而络于肝，故烦满而囊缩。三阴三阳、五脏六腑皆受病，营卫不行，五脏不通，

---

①　嗌（yì 艺）：咽喉。

则死矣。其不两感于寒者：七日巨阳病衰，头痛少愈；八日阳明病衰，身热少愈；九日少阳病衰，耳聋微闻；十日太阴病衰，腹减如故，则思饮食；十一日少阴病衰，渴止不满，舌干已而嚏；十二日厥阴病衰，囊纵少腹微下，大气皆去，病日已矣。

妊娠三阴伤寒，足太阴脾脏、足少阴肾脏、足厥阴肝脏。

太阴症治

加味理中汤 主治太阴初传伤寒，邪从阴化为寒证。脉沉迟无力，寒多而呕，腹痛粪溏，自利不渴，邪入中焦，手足自温，口无味而恶食，或厥冷拘急，结胸吐蛔，皆脾脏中寒之证。

炙白术 当归各二钱 炮姜 炙草 酒炒白芍 人参各一钱。无人参，用酒蒸藏蕤三钱代之

加减法：自利腹痛加木香；利甚倍白术；腹满去炙草；呕吐甚减白术，加制半夏、生姜；脐下动气去术，加肉桂；下利清谷、腹痛身痛、四肢拘急加炮附子；心下悸动加茯苓。

桂枝大黄汤 次治太阴伤寒，邪从阳化为热证。脉沉而散①，口干②，大便秘结，腹中满痛不止。

桂枝 酒芍 生姜 当归各钱半 炙草 酒炒大黄各一钱 红枣一③枚

热服取下。

桂枝芍药汤 治太阴热邪尚未实者。脉沉而弱，只腹硬作满，时痛时止。此因表证未罢，或误下之，邪陷阴经，而非实热，用此升举阳邪而兼泻脾火。

---

① 而散：木活字本作"实有力"。
② 口干：木活字本作"咽燥嗌干"。
③ 一：木活字本作"二"。

酒洗白芍六钱　桂枝　生姜各三钱　炙草一钱　枣二枚

黄朴六合汤　治太阴脾、阳明胃表里同病。脉沉而洪，腹满胀硬，终日不减，或不大便。此转属阳明实热内壅之满，法当攻下。

酒洗大黄　姜煮厚朴各一钱　当归　生地　白芍　川芎各二钱

热服取下。

按：腹中时满时不满，减复如常，脉来沉缓，乃寒虚之气上逆也，法当温散。

少阴症治

附桂六合汤　主治少阴初传伤寒，邪从阴化为寒证。脉沉细无力或沉迟，四肢拘急，身凉微汗，腹中冷痛，背恶寒，阳气虚也；但欲寐，阴气盛也。咽痛而口不干燥，腹痛而下利清谷，寒盛于中也；四肢厥冷，骨节疼痛，寒淫于外也。法当温中散寒。

炮附子　桂心各一钱　当归　熟地　川芎　炒芍各二钱

干姜引。或加炙草、炙白术。

黄朴六合汤　见太阴门。次治少阴伤寒，邪从阳化为热证。前证阴邪，但欲寐，脉沉细无力。今则不寐，脉沉数而有力，口燥咽干，水不上升，热之甚也，急用此汤泻阳以救阴。

黄连阿胶汤　治少阴伤寒但欲寐，二三日已上忽变，心烦恐怕，不得安眠。是阳邪乘阴，阴不能静也，宜清阳益阴。

川连二钱　炒阿胶钱半　条芩　炒芍各钱二分

煎热，外搅化鸡子黄一枚，每用一匙兑药服。

麻附四物汤　治少阴、太阳表里同病。少阴病脉沉，主阴寒，身当无热，今反发热，二三日不了，是兼有太阳表邪，法当温散。

炮附子　麻黄各一钱　当归　熟地　川芎　炒芍各二钱　北细辛五分

姜、葱引，取微汗。

按：若无吐利，里寒之证，宜去细辛，加甘草一钱。

厥阴症治

当归四逆汤　主治厥阴初传伤寒，邪从阴化为寒证。脉微细，四肢冷寒，阴脏厥，烦躁无有安时，舌短苔滑，面色青黑。孕妇两乳缩入，急用两手牵扯，按向两胁旁。阴户紧束，少腹拘急，速捣姜、葱炒热，用绢包裹，频①熨胸乳、少腹等处，俟热气透入，收缩自定。旋服此汤。

酒炒白芍　桂枝　当归各三钱　北细辛　炙草　木通各钱半

姜、枣引。

四逆散　次治厥阴伤寒，将从阳化热，其症未分明。但四肢逆冷，寒热二厥，疑似不分，先用此散疏通厥阴，以提出阳邪，其厥不回，再审寒热。

柴胡　炙草　酒炒白芍　面炒枳实

心下悸加桂枝，尿秘加赤茯苓，等分为末，白汤每下三钱，日三服。等分煎服亦可。

加味四物汤　治厥阴伤寒，邪从阳化为热证。脉忽沉数有力，手足冷厥，厥而复热，热而复厥，厥微热微，厥深热深，饮水多，小便少，似乎消渴。火挟木邪上逆，故热气撞心而疼。孕妇少腹烦满，循阴器之筋为热所灼，阴户紧束，舌焦卷而胎干，大便秘而腹痛，法当攻下。

---

① 频：原无，据木活字本补。

酒浸大黄　煨枳实　制厚朴各一钱　当归　生地　白芍　川
芎　丹参　香附各钱半

按：缩阴症属厥阴肝经，总在舌苔之滑与燥、脉之微细数大分其寒热。

两感伤寒

两感者，脏腑表里同病也。凡传经之邪，其为病也渐；两感之邪，其为病也速。盖阳邪酷烈，正不能御，所以三日后水浆不入，六腑之气欲绝，昏不知人。五脏之神已败，而不即死者，赖有胃气未尽耳，故又三日胃气乃尽而死。

两感附法

大羌活汤　张洁古用治两感初起，脉来浮数，壮热憎寒，头痛烦渴，身疼谵语，腹满不食。

羌活　独活　防风　防己　黄芩　黄连　细辛　炙草　制苍术　炙白术各五分　生地　川芎　知母各钱半

热服。

冲和灵宝饮　陶节庵用治两感伤寒，寒热头痛，舌燥烦渴，脉浮数，三阳先受病者。

羌活　防风　白芷　川芎　柴胡　条芩　生地　葛根各一钱　石膏末二钱　北细辛　薄荷叶　甘草各八分

姜、枣引。

六一顺气汤　节庵用治两感伤寒，脉实有力，便秘燥渴，腹满胀痛，阴经先受热邪者，用此泄阳以救阴。

酒浸大黄一钱　芒硝八分　面炒枳实五分　姜炒厚朴　柴胡　黄芩　甘草各钱半

临服兑入铁锈水三匙。

回阳救急汤　节庵用治两感伤寒，里寒下利，身疼肢冷，脉沉迟无力，及伤寒初起，头不痛，身无热，先怕寒，肢冷过于肘膝，或腹痛吐泻，或吐白沫，流冷涎，或寒战，面如刀割，引衣蜷卧，不渴，脉或微绝，或指甲唇青。此为寒中三阴，不从阳经传来也。一名咬牙寒战，三阴中寒之证。

炮附子　干姜　肉桂　人参　炙草　五味子各五分　炙白术茯苓　法半　陈皮各一钱　生姜三片

煎服时调麝香末三厘，孕妇忌用。

加味法：无脉加猪胆汁一匙；泄泻加升麻、蜜芪；呕吐加生姜汁；口吐涎沫加盐水炒吴茱萸。

按：已上数方，皆治两感平缓之剂，施于表里不急者，固为得法。若夫一日则头痛寒热，口干烦渴；二日则壮热谵语，腹满不食；三日则耳聋阴缩，肢体厥逆，水浆不入，昏不知人。传变如此迅速，恐用平缓之剂反失机宜，当遵仲景治有先后之说，审其表里孰急，随证施治，犹或可活也。所有六经症治，俱详初集《大方脉》书。至若桂、附辛热，硝、黄苦寒，虽为妊娠所忌，然有是病者，必用是药治之。经曰：有故无殒亦无殒也。

要在审其药味，实与孕妇脉证相当，用之无害，稍涉疑似，慎勿妄投。

诸家治法

万密斋曰：妊娠伤寒，专以清热安胎为主，或汗或和或下，各随脏腑表里所见脉与症分别施治。在表宜汗，主以香苏散；半表半里宜和解，主以黄龙汤；在里则下之，主以三黄解毒汤。此是吾家秘诀，活人甚多，如古方六合等汤，虽分治详明，犹不及此切当。

香苏散　治孕妇伤寒不拘日数，但见寒热无汗，强痛，脉浮。用

酒炒香附　苏梗叶各二钱　川芎钱半　陈皮　白芷各一钱　甘草五分

生姜、葱白引。

加减法：三部之脉俱浮而弦，发热恶寒，面青善怒，气逆口苦，小便清长，此为胆经受病。盖肝主风，外在胆，加羌活、防风、柴胡各一钱。三部浮洪，发热恶寒，面赤口干，是心主热，小肠受病，加黄芩、石膏末；尺寸俱浮缓，恶寒身重，面黄色，是脾主湿，胃腑受病，加制苍术、防己；尺寸俱浮涩，恶寒喷嚏，面白色，是肺主燥，大肠受病，加防风、桔梗；尺寸浮而濡，恶寒肢冷，面黑色，是肾主寒，膀胱受病，加桂枝、细辛。

万氏黄龙汤　治伤寒得之三四日后，寒热烦渴，尿赤脉弦，半表半里证。

沙参虚甚用人参　柴胡各二钱　条芩钱半　甘草一钱

姜、枣引。

加减法：如寒热往来，无汗口干，去枣引，加葛根二钱，葱白三寸；头痛不止，加川芎、白芷，引用葱、姜；发热自汗，渴饮，加花粉、炙白术；脉浮滑洪大，壮热烦渴，加知母钱半，石膏末三钱，粳米一撮；脉洪实弦数，便闭，腹满胀痛，表证未除里又急，加酒洗大黄、白芍；脉弦口苦，目眩耳聋，胸胁胀痛，往来寒热，加酒炒香附、面炒枳壳、川芎；心下悸，小水不利，减黄芩，加茯苓；腹痛，减芩，加白芍；有痰，加贝母；呕哕，去枣，加法半、炙术、茯苓；心烦不卧，加茯神、麦冬；咳嗽，加枳、桔。

三黄解毒汤　治孕妇伤寒四五日后，表邪已解，并无头痛恶寒，但发热烦躁，大渴引饮，小水赤涩，大便硬结，腹或胀痛，或利赤水，六脉沉实有力，热邪在里，实证。

大黄　黄芩　川连　川柏　栀子

等服，取下利为度。

加减法：脉沉弦有力，口苦烦渴，大小便闭，腹胁胀痛，加当归、白芍平肝；尺寸脉沉数有力，烦躁作哕，掌心发热，属心经病，加麦冬、竹茹、木通；脉沉缓有力，烦渴谵妄，便秘，满闷不食，属脾胃病，加煨枳实、炒川朴；尺寸脉沉涩有力，喘咳胸满，便闭气实，属肺经病，加桔梗、贝母、炒葶苈；尺寸脉沉滑如石，足胫寒逆，便下赤水，属肾经病，加熟地、炮姜。

校正万氏三方，通治妊娠伤寒，各随证加减，学者其细心详之。

陶氏黄龙汤　通治伤寒热结下利，因热邪传里，胃有燥屎，心下硬痛，身热谵语，口渴脉强，下利清水者。

酒洗大黄二钱　芒硝　人参　当归各钱半　炒川朴三钱　煨枳实五分　桔梗　甘草各一钱

热服，以下为度。

节庵曰：此非内寒而利，乃日饮汤药而下渗也，名热结下利，用此下之，俗谓漏底伤寒，以热药止之，杀人多矣。但孕妇及年老人，当减去芒硝。

按：阴寒下利宜温涩，热结下利宜攻下，须知下利症有热有寒之分也。

九味羌活汤　刘河间用治孕妇伤寒，不拘何经，皆随证加减。

羌活　防风　川芎　生地　制苍术各钱半　黄芩　白芷　甘草各一钱　北细辛五分　姜　葱

加减法：喘加去皮尖杏仁，渴加石膏，胸满去生地，加炒枳壳、桔梗，表虚有汗去苍术，加白术，欲汗下兼行加大黄，咳嗽加苏叶。

　　黄龙四物汤　《济阴》用治孕妇伤寒二三日内，邪在半表半里，脉浮弦者。

　　柴胡　沙参　条芩　当归　熟地各钱半①　川芎　白芍　甘草各一钱

　　姜、枣引。

　　加减四物汤　《济阴》用治伤寒热极，发斑状如锦云。

　　当归　生地　赤芍　条芩　芥穗等分

　　脉实、便秘、腹痛加酒炒大黄，脉浮有表加酒炒升麻。

　　栀子大青汤　《济阴》用治伤寒发斑，变为黑色，毒热内盛，用此发表清里。

　　升麻　条芩　栀子各二钱　大青叶钱半　去皮尖杏仁七粒薄荷五分

　　桂芍当归汤　《济阴》用治伤寒四五日内，脉浮头重，腹中切痛，邪陷太阴。

　　桂枝　当归各三钱　酒洗白芍四钱

　　姜、枣引。

　　济阴芍药汤　治孕妇太阴伤寒，寒结自利，腹中冷痛，饮食不得下，脉沉而弱。

　　酒洗白芍　土炒白术　茯苓　炙草各二钱

　　姜、枣引。

　　济阴竹叶汤　治孕妇伤寒已经汗下之后，身热不除，气乏心烦，脉虚无力者。

　　人参　麦冬　生地　炙草　炒芍　阿胶　淡竹叶等分

　　粳米一撮引。

───────────────

　　①　钱半：木活字本作"二钱"。

济阴六黄汤 治孕妇伤寒发汗后，汗漏不止，恶风尿难出，四肢拘急者。

蜜芪 归身 生地 熟地 条芩 炒芍 炙草 炒阿胶各钱半 浮小麦一钱

济阴黄芩汤 治孕妇伤寒取下后，胁热而痢不止，脉静小而无表里证，法宜清解。

条芩二钱 酒炒炙术 炙草 茯苓 炒阿胶各钱半

呕加生姜。

济阴阿胶散 治孕妇伤寒服汗下诸药，或犯胎气，胎动不安，间服此方，以保胎元。

北地沙参 土炒白术 川续断 白茯苓 炒当归 蛤粉炒阿胶各五钱

共研极细，每用三钱，米汤调下，日二服。

济阴护胎法 治孕妇热毒内攻，变生逆证，胎动下血欲堕者。

灶心土研末三钱，取井底沉和作饼子，贴心坎上，以帛勒住，良久愈。

《金匮》当归散 凡孕妇伤寒等病愈后，常服此方以保胎元。

当归 条芩 白芍 川芎各四两，俱用酒炒焙干 土炒白术二两

再用荷叶包定，饭上蒸透，共晒研末，每日早中晚用酒水调下二钱。

尤澹庵曰：孕妇最虑热伤，故于养血剂中加条芩以清热，佐白术和胃。震亨称芩、术为安胎圣药，是谓芩、术能清除湿热，其胎自安耳。

辨伤寒伤风

伤寒，脉浮紧，恶寒无汗；伤风则浮缓，恶寒有汗。伤寒，始郁而后能发热，故有已未热之经文。伤风则初起即发热也。伤寒，鼻塞，项背强痛，手足微厥；伤风，鼻涕咳嗽，干呕头痛，手足背皆温也。节庵谓：西北之地多患伤寒，南方温暖，患伤风、瘟疫者居多，至患伤寒，定在冬月严寒之际。

妊娠伤风

伤风者，风邪伤卫，卫主皮毛，内合于肺。其脉浮缓，发热自汗，恶寒头痛，干呕鼻鸣，流涕喷嚏，咳嗽气逆，乃太阳受风邪，表虚之证，法宜疏解。

伤风症治

加味杏苏饮　治孕妇伤风初起，用此解散风邪。

去皮尖炒研杏仁七粒　苏叶　前胡　当归　川芎　甘草　桔梗　陈皮　贝母　炒芍　炒芩　蜜炒桑皮　面炒枳壳　去心麦冬一钱

姜、葱引，温服取微汗。

加味旋伏汤　前方解表后，次服此以开通气逆。

旋覆花钱半　赤茯苓　芥穗　前胡　川芎　当归　炒芍各一钱　甘草　法半　北细辛各五分

生姜引。头痛加白芷、白菊花，呕逆加陈皮。

川芎茶调散　治伤风头痛，寒热晕眩，恶风有汗，鼻塞声重，脉浮大者。

川芎　芥尾各二钱　羌活　防风　白芷　薄荷　甘草各一钱　细辛五分　茶叶一撮

生姜引。风热上攻头目加当归、炒芩、菊花；风盛加炒僵蚕、天麻。

黄芪解肌汤　治孕妇气虚脉弱，伤风发热，自汗不止。

生黄芪　白沙参　炙白术　当归各二钱　柴胡　条芩　川芎
炒芍　炙草各一钱

姜、枣引。

参苏饮　主治孕妇伤风。

人参　沙参　苏叶　葛根　前胡　茯苓　陈皮　桔梗各一钱
法半　甘草　枳壳各五分　木香三分

姜、枣引。

随证加减：表重去枣，加葱白三寸；肺热去人参，加川芎、
炒桑皮、制杏仁，葱白引；泻甚加炙白术、白莲肉；胎动不安
合四物汤。

四时感冒

经曰：卑下之地，春气常在，故东南卑湿之区，风气柔弱，
易感风寒。邪由鼻入，在于上部，客入皮肤，故无六经形症，
惟发热头痛而已。若胸满腹热，嗳气恶食，是兼内伤饮食也。

按：轻者为感冒，重者为伤风、伤寒，甚则为中风、中痰、中暑、湿、
痰、火也。

感冒症治

香苏饮　治孕妇四时感冒，随证加减。

酒炒香附　苏梗叶各二钱　陈皮　甘草各一钱　生姜三片
葱三寸引。

头痛加川芎、白芷；咳嗽加炒桑皮、制杏仁；有痰加法半、
川贝母；伤食加炒曲、麦芽、楂肉、莱菔子；鼻塞头晕加羌活、
芥尾、当归、炒川芎；伤风自汗加桂枝、酒洗白芍；伤寒无汗

加麻黄、干姜，温服取微汗；心中卒痛加延胡索，酒兑服。

藿香正气散 治孕妇外感风寒，内伤饮食。憎寒壮热，头痛呕逆，胸膈满闷，咳嗽气喘，及伤冷伤食，中暑中寒，疟疾霍乱，吐泻交作。凡感山岚不正之气，加减用之。

藿香　苏叶　茯苓　炙术　白芷各钱半　大腹皮　炒川朴
陈皮　桔梗　甘草　法半　木瓜各一钱

姜、枣引。照前方加减。

平胃散 孕妇感冒服前方已解表，即用此以调胃。

制苍术　炒川朴各钱半　陈皮　甘草各一钱

姜、枣引。

伤食加炒曲、麦芽、山楂；呕吐恶心加煨砂仁、枳壳、香附；嗳气吞酸，胸胁刺痛加黄连，用吴萸汤炒；脾虚不思食，气乏脉弱加蜜芪、炙术、当归。

四时瘟疫

瘟疫之传变与伤寒无异，然其毒有在表在里、在阴在阳之分。治有发毒、解毒、攻毒三法，当因春风、夏热、秋凉、冬寒之四时各异，分别治之。古法以攻毒为急，因邪自口鼻传入，多在里之证，但孕妇忌攻法，宜清解。

瘟疫治法

荆防败毒散 治孕妇初染瘟疫，脉证类伤寒者。凡感冒时气、瘴疠鬼疟、暇暮嗽证、赤眼口疮、腮肿喉痹、湿毒流注、脚肿毒痢、诸疮斑疹，皆用此方加减。

芥穗　防风　羌活　独活　柴胡　全胡　枳壳　桔梗　茯苓　甘草　川芎　薄荷等分

姜、葱引。

寒甚再加豆豉；恶寒自汗，引用姜、枣，取微汗。

加减法：口干舌燥加条芩；夹热加生地、木通、牛蒡子；痰加法半；胆①寒肺虚加藿香、炙白术、炮姜；脾胃素虚加炙术、淮药、沙参、归身②；肝虚加芎、归、炒芍；肾虚加熟地、续断、当归；肾虚寒更加北细辛。

普济消毒饮 孕妇瘟疫发表之后，毒甚不解，邪传入里者，酌用此方。

川连　片芩　升麻　僵蚕俱酒炒　炒研牛子　柴胡　连翘甘草　桔梗　元参　陈皮　薄荷　马勃　板蓝根等分

灯心引。

双解通圣散 孕妇瘟疫，邪在三阳，表里俱急。脉浮数有力，便秘尿涩，恶寒无汗，壮热烦渴，腹胀身疼，脉证俱实，用此汗下兼行，与孕无碍。

芥穗　防风　连翘　薄荷　麻黄　川芎　当归　白芍　炙术　桔梗　甘草　条芩　芒硝　炒大黄　炒栀子各一钱　石膏末滑石末各二钱

姜、葱、豆豉引。热服，待或汗或下，其毒自解。不汗下，只管再取。孕妇去芒硝，倍归、芎。

妊娠中风

《大全》曰：五脏之俞皆在背。脏腑虚，风寒从俞而入，随其所伤之脏腑、经络发为诸病。孕妇中风若不急治，令胎堕也。

李东垣曰：中血脉用大秦艽汤，中腑用小续命汤，中脏用

---

① 胆：木活字本作"脾"，义长。
② 脾胃素虚……归身：此13字原无，据木活字本补。

三化汤。然从未见有三化汤治中脏之证。

《金匮》书中分为四证：中经、中络、中腑、中脏，其说最为的当。盖左右不遂，筋骨不用，邪中经也；口眼歪斜，肌肤不仁，邪中腑也；昏不识人，便溺阻隔，邪中腑也。神昏不语，唇缓而流涎，邪中脏也。

中经中络

大秦艽汤　治孕妇风中经络。左瘫右痪，半身不遂，舌强不能言语，为中经症；口眼歪斜，肌肤麻木，风气攻注，骨节牵疼，为中络症。俱服：

秦艽　石膏末各三钱　当归　熟地　生地　炒芍　川芎　炙术　茯苓　炙草　条芩　羌活　独活　白芷　防风各一钱　北细辛五分

生姜引。此方养血荣筋，孕妇多服无忌。

小续命汤　治风邪初中经络，表实邪浅，用此解表。

桂枝　制杏仁　酒白芍　川芎　人参　炙草　炒芩　当归　防己各一钱　附片五分

姜、葱引。脉弦筋急，倍川芎，加苡仁；烦躁便秘去桂，加生地、竹沥、防己、防风、麻黄、桂枝、羌活、芥尾、炙草、川芎各一钱，川续断、炒苡仁、当归、松木节、羚羊角末各钱半，生姜引；有汗去麻黄。

加味五物汤　治孕妇营卫素虚，风中经络。舌软无力，不能言语，脉浮缓，自汗不止。

蜜芪三钱　当归二钱　桂枝　酒芍各钱半　生姜三片　枣二枚
按：卫虚则不用，营虚则不仁，中在左者倍用蜜芪；中在右者宜倍当归。

中腑症治

加减通圣散　孕妇形气素虚，风邪中腑。脉浮数无力，神昏，便秘，胀闷，法宜两解。

人参　炙术　茯苓　炙草　当归　酒芍　川芎　酒芩各钱半
芥穗　防风　独活　连翘各一钱　酒炒大黄　炒栀　天麻　白附
僵蚕各五分

姜、枣煎服，取汗下为度。此方扶正祛邪，不犯胎气。

三化汤　治中腑之人，形气俱实，方可用此。

酒洗大黄二钱　炒川朴　羌活各一钱　面炒枳实五分

热服取下。

按：治孕妇中腑，形气虽实，亦不可单用此汤，宜主以四物汤为妙。

中脏症治

济阴僵蚕散　治风邪中脏，痰涎泛溢，两手握拳，牙关紧
急，神昏不语，髻缓流涎。

炒僵蚕　煨天麻　当归　独活　羚羊角末各钱半　麻黄　川
芎　胆星　白附　法半　藿香各一钱

生姜、薄荷引。

济阴防风汤　治风邪中脏，猝然昏倒，神迷口噤，四体
强直。

防风　续断　葛根　当归　羚羊角末各钱半　秦艽　防己
茯神　苡仁　炙草　胆星各一钱　北细辛　桂心各五分

姜、葱引。凡中风之脉，却喜浮、缓，忌坚、大、牢、疾。

中痰火寒湿风痰

痰火乃内发之病，其来必有先兆。寒痰属肾，湿痰属脾，
风痰属肝，内发亦有别。

妊娠中痰火

清热化痰汤　孕妇痰火迷心窍，神思恍惚，舌强难言，头

晕足软，脉滑数，形气虚者。

人参　炙术　茯苓　炙草　陈皮　法半各一钱　当归　条芩　制麦冬　川芎　炒芍各钱半　酒炒川连　面炒枳实　石菖蒲　炒香附　胆星　竹茹各五分

木香、姜、枣引。

加减涤痰汤　治孕妇中痰火，脉滑数有力，形气强者。

法半　胆星　陈皮　茯苓　炒芩各钱半　炒枳壳　石菖蒲　天麻　炒连　甘草　竹茹各一钱

生姜引。

便秘加酒炒大黄、生地、当归。

中寒湿风痰

济阴僵蚕散　见前中脏证治。通治中寒痰、湿痰、风痰。

俱随证加引经药。风痰属肝，脉浮弦，抽搐晕眩，痰迷不醒，面目色青，加桂枝、柴胡、羌、防；寒痰属肾，脉沉迟，痰迷气乏，口流涎沫，肢冷便利，加细辛、附片、炮姜；湿痰属脾，脉浮滑，痰滑易出，唇缓昏倒，体重面黄，加防己、制苍白术。

脾虚中痰

金鉴醒脾汤　治孕妇脾虚中痰，脉来迟缓。昏迷搐搦，时作时止，面惨黄或青白，二便清利，口吐滑痰。

人参　炙术　茯苓　炙草　陈皮　法半　天麻各一钱　真胆星　制全蝎　炒僵蚕　煨木香各五分　陈谷米一撮

生姜引。

缓肝理脾汤　治脾虚肝旺，猝中风痰。脉弦而迟，面青唇白，昏迷不醒，口流黄涎，头晕目眩，肢冷抽搐。

人参　炙术　炒芍　桂枝　炒山药　炒研扁豆　茯苓各钱半

陈皮　炙草　木瓜一钱

姜、枣引。孕妇加当归、川芎。

妊娠瘈疭

瘈者，筋脉急而缩；疭者，筋脉缓而伸。皆内因肝风与心火相炽而成也。

瘈疭症治
加味钩藤汤

钩藤　当归　川芎　茯神　炙术　条芩　续断　柴胡各钱半
天麻　桔梗　栀仁　薄荷各一钱

葱白引。

风痰加胆星、法半，风盛加炒僵蚕，烦渴加葛根、石膏末。

加味八珍汤　治孕妇气血素虚，风邪袭人而成瘈疭。

当归　熟地　川芎　酒芍　炙术　沙参　茯苓　续断各钱半
炙草　勾子　栀仁　炒芩　桂心　薄荷各一钱

姜、枣引。

若瘈疭无力，汗出如珠者，不治之症。

风痱偏枯

风痱者，四肢不收，身无痛处；偏枯症，半身不遂，身有痛处。二症皆言语失常，而神志不昏乱，此邪在腠理、营卫间，尚属微浅病。

风痱偏枯二症
加味五物汤　见风中经络。治孕妇风痱，四肢不收，偏枯，半身不遂，脉浮缓或微。言语失常，或汗不止，服此补营卫以

散风邪。

妊娠喑痱

喑痱症，邪已入脏，神昏志乱，口不能言，厥逆闷死。乃肾气内夺，厥邪入脏之凶证也。

喑痱症治
地黄饮子 治孕妇喑痱，神志昏乱，口不能言，终日闷死，脉沉微或欲绝。

制肉苁蓉　巴戟天　焦熟地　炒志肉　净枣皮各钱半　炮附子　制麦冬　五味子　石菖蒲　茯苓　石斛　桂心　薄荷各一钱

姜、枣引。频频温服。

按：孕妇怀胎至九月，另有子喑一症，此因胎气阻隔脏气而然，生育即愈，不必服药。详见四卷。

类中风九症

尸厥症，形厥而气不厥也，发时口鼻无气状，类死尸，但脉自活动为异。中气、中虚、中食、中寒、中火、中暑、中湿、中恶八症，虽皆猝然昏死，不省人事，类乎真中风，但不见口眼歪斜、偏枯不仁不用等症为异耳。

按：以上九症，若孕妇患之，宜用标本兼施，邪正相安之剂，校列于下。

妊娠尸厥
加味四逆汤 治虚寒尸厥。脉微细动而无力，肢冷唇缓，面白无气，状类死尸者。

人参　附子　当归　炒芍　桂枝　炙术　炙草各钱半　北细辛五分

姜、枣引。煎汁徐徐灌入。

涤痰汤 治痰迷尸厥。脉动而滑，昏死流涎，喉中时作水鸣声。

真胆星 法半 陈皮 人参 茯苓各钱半 炒枳实 石菖蒲 竹茹 甘草各八分 生姜三片

逆冷加桂心，孕妇加当归、川芎、炙术、炒研砂仁、苏梗。

济阴回生汤 治气闭尸厥。其先必患腹痛秘结，猝然大叫昏死，面红，脉动有力。

酒炒大黄 片芩各一钱 炒枳实 厚朴各五分 当归 生地 川芎 赤芍各钱半

温服。若有疑似，去大黄，倍片芩，加赤茯、车子。

妊娠中气

木香调气散 治体实中气，恼怒气逆，猝然昏倒，牙噤面青，口鼻气粗，脉洪有力。

木香 丁香 白蔻 砂仁 檀香 炙草 藿香 陈皮各五分 当归 川芎 炙香附各一钱

苏梗引。有热去丁香、白蔻，加茯苓、炒芩、薄荷。

加减顺气散 治体虚中气，因忧思抑郁，志意不伸，神气耗散而昏死，脉结，面白。

炒香附 炒枣仁 当归 茯神各钱半 炙术 炒芍 川芎 木瓜 乌药 炙草 苏梗各一钱

姜、枣引。

妊娠中虚

加味生脉饮 治孕妇中虚。因平日气虚，复烦劳过度，或忍饥受饿，致清阳不伸。气脱昏死，四肢不收，面白唇红，口张，脉微细无力。

人参　制麦冬　五味子　炙鹿茸无鹿茸，用鹿胶加芪、术　当归　熟地等分

十圣散　治孕妇中虚。脉证虚弱，不时昏死，可常服之。

人参　蜜芪　炙术　炙草　川芎　炒芍各一钱　熟地　当归川续断各钱半　炒研砂仁五分

生姜、红枣引。

妊娠中食

盐汤探吐法　凡中食，有因饮食过饱，气为食隔，运化不行，闷乱昏死者；亦有因食饱之后，暴怒塞胸，气逆昏死者。俱用炒枯热盐一把，淬入滚汤中，频频灌下二三碗，旋以指尖探入喉间，令其作吐，不吐再灌再探，但得或吐或下，其妇必苏，即服后方。

平胃散　见前感冒。中食取吐之后用此，照前加减以调脾胃。

伤食附法

六君子汤　凡孕妇中食伤食，俱随证加减。

人参如无，用蜜蒸葳蕤代或用沙参　土炒白术　去皮茯苓各钱半去白陈皮　姜制半夏　炙甘草各一钱　生姜三片　红枣二枚

随证加减法：脉强气实，胸膈满闷，去人参、红枣，加酒炒香附、炒朴、木香；伤谷食，加炒神曲、麦芽、谷芽；伤面食，加炒麦芽、炒研萝卜子；肉食停滞，加山楂肉、制杏仁；鱼腥所伤，加苏叶、醋炒青皮；伤辛热食物，加炒川连、炒芩；伤生冷，加砂仁、藿香、木香、香附；伤油腻冷物，加煨肉蔻、砂仁；果物停滞，加炒萝卜子末，并用致伤之果核、皮、肉烧灰存性同煎。

妊娠中寒

姜葱熨法 凡中寒昏死，通身逆冷，脉浮不见。用生姜一斤，生葱大把切碎，同捣如泥，锅中炒热，将布两块轮流包定，待药气透入，孕妇必苏。此方兼治中风寒痰湿气食血结中恶，神效。

附子理中汤 通治中寒之症。脉微欲绝，气闷昏死，口鼻气冷，流涎，肢体厥逆者。

土炒白术三钱　人参　炙草　干姜各二钱　炮附子钱半

无汗加麻黄、细辛，呕逆加泡吴萸、丁香，胎动加芎归、续断、杜仲。

十圣散 见前妊娠中虚。加附片、干姜、桂心，治孕妇中寒最妙。

妊娠中火

凉膈四物汤 治中火形气实，脉洪大而有力。乃因七情过极，五志之火两发，致神昏仆倒，筋脉干缩，面赤唇焦，便秘胀闷。

酒浸大黄　芒硝　木通　赤苓　甘草各一钱　当归　生地　连翘　条芩　川芎　酒芍各钱半　栀仁　薄荷　淡竹叶各五分

胎动去硝、黄，加续断、阿胶、丹参。

栀芩六合汤 见前三阳附法。治孕妇中火，脉不甚实，用此平和之剂，多服自效。

妊娠中暑

香薷饮 治中暑症。暑有阴阳之分，中阴邪者，症似伤寒，头身强痛，恶寒无汗，而更壮热心烦，或吐泻或搐搦，此得之于受风纳凉，外寒内暑，暑热攻肝，内生风病也。

陈香薷二钱　酒炒川连八分　姜炒川朴　炒研扁豆

加入川芎、羌活、防风、炒芍各一钱，姜引。勿热服，有汗勿用。

按：静而得之为中暑，动而得之为中热，皆发于夏月，脉浮无汗者用此方。

暑证附法

二香散　治孕妇伏暑。发热无汗，口渴饮水，面色红赤，干呕恶心，腹痛昏卧，用此内清外散。

紫苏　藿香　白芷　茯苓　陈皮　法半　甘草　桔梗　香茹　炒朴　扁豆　炙术　木瓜各一钱　炒连　腹毛各五分

姜、枣引。

辰砂益元散　治孕妇伤暑。身热有汗，头痛口渴，烦躁足冷，甚则热极神昏，面垢喘逆，脉浮而濡。

滑石三钱　甘草一钱　辰砂五分

研为细末，每用二钱，白汤调服。

加味白虎汤　治中暑、中热。身热自汗，足冷燥渴，不时昏迷。

石膏末四钱　知母钱半　甘草一钱　粳米一撮

气实加苍术，气虚加人参。

李东垣曰：动而伤暑，火热伤气，辛苦之人多得之，宜人参白虎汤。静而伤暑，湿盛身重，安乐之人贪风纳凉多得之，宜白虎苍术汤。

按：脉沉细属湿，因先受暑后受湿，暑湿相搏名湿温症。其候胫冷腹满，头痛多汗，渴而谵语，故加苍术燥湿，虚加人参，脉洪有力正用白虎汤。孕妇中暑热，胎动不安，照法服药，外用护胎法，见前伤寒门。

清暑益气汤　治孕妇暑厥。脉沉迟无力，厥逆冷汗，昏迷不醒。曰：元气素虚，暑热冲心，亦有夹痰。

人参　炙术　蜜芪　麦冬　当归　葛根各一钱　炙草　升麻　泽泻　陈皮　炒神曲　炒青皮　炒川柏　五味子　制苍术各五分

生姜、红枣引。并治男妇酒病。

调元生脉散　治孕妇中暑热，脉虚气弱，发热多汗，头晕目眩，蜷卧口渴。气短者。

人参　去心麦冬　蜜黄芪各二钱　茯神　五味子　炙草各一钱　生姜　红枣

若恶寒夹表，当用前汤。

竹叶石膏汤　治孕妇伤暑热，脉虚发渴，身热自汗，喘促气逆，虚热作吐，气乏者。

竹叶　人参　法半　炙草各一钱　石膏末　制麦冬　粳米各二钱　生姜三片

又方：淡竹叶、石膏末、木通、薄荷、桔梗、甘草，治胃实火盛而作渴。

薷苓汤　治伤暑泄泻，发热口渴，小水不利。

香茹二钱　炒朴　炙术　茯苓　泽泻　猪苓各一钱　炒连桂心各五分

灯心引。

妊娠中湿

脾虚多中湿，湿从内生，因平日过食厚味醇酒，生冷瓜果，热与湿郁而生痰，致发热身重，昏冒不醒，此湿与热壅滞于内也。早晨雾露及卧湿处，着汗衣，洗冷水，淋生雨，并远行冒犯山岚瘴气，致头身重痛，皮肤黄肿，大便溏泻，甚则昏冒不醒。此感冒湿气，外因为病也。

中湿症治

渗湿汤　治孕妇中湿。脉洪滑有力，初起发热身重，头痛口干，二便秘结，昏死口噤，痰壅喉间，滑而易出。先用姜汤灌苏，或用姜、葱熨法，旋服。

制苍术　白术　陈皮　茯苓　猪苓　泽泻　法半　甘草川芎　香附　炒研砂仁　炒连　生姜

表里俱实加羌活、防己、条芩。先用姜汤灌苏或用姜、葱熨法，旋服。

柴苓汤　治中湿。脉浮弦，潮热身重，头痛口苦，胁痛便秘，形气虚者。

人参　柴胡　茯苓各二钱　炙术　条芩　法半各钱半　猪苓泽泻　甘草　桂心各一钱

姜、枣引。

胃苓汤　治中湿。脉浮洪，发热无汗，口渴便秘，腹痛或泻，停饮夹食，内因为病。

制苍术　白术　陈皮　炒朴　甘草　茯苓　泽泻　猪苓桂心

姜引。

五皮汤　治中湿。皮肤浮肿，头身重痛，喘满溏泻，外因为病者用。

大腹皮　生姜皮　炒桑皮　茯苓皮　五加皮等分服

夹热加地骨皮。

消导二陈汤　治孕妇脾虚伤食，及停痰夹食。身重头重，肢冷恶食，或喘或咳，泻下澄清，脉泄滑无力。

制苍术　白术　茯苓　陈皮　法半　炙草　炒香附　炒神曲　炒砂仁　藿香　生姜

恶寒夹表加苏叶、柴胡，葱白引。

妊娠中恶

《大全》云：孕妇忽然心腹刺痛，闷绝而死，谓之中恶。盖邪恶之气中于胎而伤母也。总因血气不和，则精神怯弱，邪恶之气得以中之，宜调正气为主，克伐药不可专用也。

中恶治法

当归散 治孕妇中恶。其脉紧细，心腹刺痛，昏死流涎，面白肢冷。

公丁香 醋炒青皮 汤泡吴萸各五分 当归 川芎 茯神 炒芍各钱半

煎汤灌之。

调气散 治中恶初起。气逆虚喘，心腹胀痛，猝然昏倒。

炒研砂仁 白蔻 丁香 木香 藿香各五分 制苍术 炒朴 陈皮 甘草 合香各一钱

姜、枣引。

散滞汤 治中恶恶气伤胎。胎动作痛，手不可近，不能饮食者。

醋炒青皮 木香各五分 当归 炒芍 条芩各二钱 川芎 甘草 苏梗各钱半

苎麻根引。

按：中恶有二症，有中诸般毒恶食物，腹痛气闷猝死者，治法见幼科中毒门。有因经过破庙古冢，中其冷邪尸气，或行立古井废沟边，中其秽恶湿毒，皆以中恶名。但孕妇患此，法当扶正祛邪，忌用克伐也。

中恶之脉紧细则吉，浮大主凶，又曰鬼祟之脉，两手不一，大小迟数，脉无定形。

神病门

神病总括

五脏所藏七神，心藏神，脾藏意与智，肺藏魄，肝藏魂，肾藏精与志。五脏所生七情，心生喜，脾生忧与思，肺生悲，肝生怒，肾生恐与惧。

按：征忡、惊悸、恍惚、健忘、失志、伤神，皆名神病，总因心虚胆怯，诸邪得以乘之。病由内生，法宜补养。

神病症治

安神丸 治孕妇神病，心虚夹热，脉微洪者。

川连　生地　当归各一两

晒干，另研甘草五钱，再共研匀。煮面糊为小丸，研朱砂一两滚衣，临卧盐汤送下三钱，日二服。

仁熟散 治胆虚神病，恐怕不能独卧。

制柏子仁　北枸杞　茯神　当归　沙参各钱半　熟地三钱五味子　净枣皮　白菊花各一钱　炒枳壳　桂心各五分

姜、枣引。卧时酒兑服。不思饮食可服归脾汤，见嗣育要方。

养心汤 治孕妇神病。

北沙参　炒志肉　莲肉　炒枣仁　制柏子　当归　蜜芪茯神　茯苓各钱半　川芎　炙草　法半各一钱　五味子　桂心各五分

温服。

妊娠痉病

《大全》谓：孕妇体虚受风，先伤太阳经络，复感风寒湿三邪，相搏而成痉。经曰：太阳病，发热无汗，反恶寒者，名曰刚痉。太阳病，发热汗出，而不恶寒者，名曰柔痉。

刚痉症治

加味葛根汤　治孕妇脉浮数，恶寒无汗，身热头热，面赤，目脉赤，足寒，独头摇，猝然口噤，背强直不能俯仰。此太阳实邪，风寒偏盛，法宜解表。

葛根二钱　麻黄　桂枝　酒芍　炙草　川芎　独活　当归各一钱

姜、枣引。

渴加熟石膏，寒盛肢冷用肉桂，夏月用苏梗、羌活，去麻黄。

柔痉症治

加味桂枝汤　治孕妇脉浮有汗，不恶寒但发热。头摇口噤，项背强直，身体重痛，颈不得伸。此太阳兼阳明虚邪，风湿偏盛，法当两解。

桂枝　葛根　酒芍　当归各二钱　川芎　防己　炙草各一钱

姜、枣引。

刚柔二痉

如圣饮　总治二痉，表里实，形气强者。

羌活　防风　白芷　川芎　柴胡　条芩　法半　甘草　当归　白芍各一钱　乌药　酒炒大黄各八分

便利去大黄；刚痉加麻黄、制苍术；柔痉加桂枝、炙白术、姜、枣；尿秘加木通。

小续命汤 见前中风。治风寒湿三邪杂糅成痉。孕妇去附子，加当归、苡仁；刚痉去附子，柔痉去麻黄；表实去参、附，加羌活、独活。

加味四物汤 治孕妇血亏不能荣筋，外邪袭人，发为痉病。

当归　熟地　炒芍　川芎　续断各钱半　羌活　独活　防风
芥尾　炙草　炒芩各一钱

姜引。

桂枝补血汤 治孕妇胎动下血，血虚风袭成痉。

桂枝　酒芍　蜜芪各三钱　当归　炙草　生姜各二钱　枣二枚

此方通治产后金疮、跌打损伤，服之神效。

妊娠痹病

三痹之因，风寒湿杂合为病也。风邪盛者，其痛流走，故曰行痹；寒邪盛者，痛甚苦，故曰痛痹；湿邪盛者，其痛得着，故曰着痹。五痹者，皮痹、脉痹、肌痹、筋痹、骨痹也。辨证详见初集。

小续命汤 见前中风，通治孕妇三痹、五痹，随证加减。行痹走痛，加川独活；痛痹苦痛，加川续断；着痹重着，加制苍术；皮痹皮上麻木，微觉痛痒，加北黄芪；脉痹血停作痛，痛处色变，加红花、姜黄；肌痹肌肤顽木，不知痛痒，加白芷、葛根；骨痹骨重酸疼，不能牵动，加虎骨；筋痹筋脉挛节，痛屈不伸，加羚羊角、川续断；有汗去麻黄；便溏去防己，加苡仁；寒甚去条芩，加炮姜；热盛去附子，加石膏；风盛加羌活、煨天麻；湿盛加制苍术、苡仁。

加减三痹汤 治孕妇体虚，风寒湿三邪袭入成痹。手足拘挛，腰膝作痛，冷硬重着，屈伸无力，用此扶正祛邪。

人参　黄芪　炙术　茯苓　当归　熟地　川芎　酒芍　续断　独活　炒杜仲　炒苡各一钱　秦艽　防风　细辛　炙草各八分

姜、枣引。寒甚加桂心，此方最妥。

妊娠痿病

五痿者，心、肝、脾、肺、肾五脏之痿也。辨证详见初集。但方中多峻利药，孕妇难堪，且胎前患痿者绝少，聊附数方以备参考。

> 按：今人多以痹痿为一症，因相类也。然痿病两足疼软而不作痛，痹则通身肢节重痛。但观古人治痿不用风药，可知痿多虚、痹多实，所因不同也。

痿病治法

清燥汤　治时令湿热熏蒸，足软成痿。

蜜芪　当归　生地　茯苓各钱半　人参　炙白术　制苍术　制麦冬　川芎　陈皮　泽泻各一钱　升麻　柴胡　炙草　炒川连　炒川柏　炒神曲各五分

姜、枣引。

补元汤　治孕妇体虚，或因久病积弱成痿。

人参　蜜芪　炙术　当归　川芎　炒芍　续断　杜仲各钱半　熟地二钱　炒苡仁　木瓜　桂心　炙草各一钱

姜、枣引。湿盛加制苍术；热去桂，加条芩。

妊娠脚气

此因内有湿热，外感风寒，相合为病，故往来寒热，状似伤寒。如两腿胫膝火热肿痛者，此湿热盛也，名曰湿脚气；若不肿不热而作痛，或干枯，大便难，虚烦微热者，此寒湿盛也，名曰干脚气。另有皱脚、脆脚、足跟肿痛，见四卷胎前本病。

治湿脚气

加味苍柏散　孕妇脉浮数，发热恶寒，两腿膝胫肿痛火热，症似伤寒。

制苍术　白术　黄柏　川芎　羌活　独活　生地　当归赤芍　木通　知母　防己　木瓜　苡仁　甘草　生姜　葱白

温服取汗。

当归拈痛汤　治孕妇体虚，外感湿热，而成脚气。

当归　炙术　制苍术　酒炒茵陈　酒炒苦参　酒炒条芩酒炒知母　羌活　防风　升麻　葛根　猪苓　泽泻　炙草

虚甚加人参。

治干脚气

五积散　孕妇脉迟涩有力，虚烦微热，足膝腿胫不热不肿，一味重痛，寒湿为病，非此不除。

当归　川芎　炒芍　茯苓　桔梗　白芷各一钱　炒川朴　炒枳壳　陈皮　制苍术各八分　法半　甘草　麻黄　桂枝　干姜各五分

姜、葱引。

妊娠霍乱

乃因风寒暑饮之杂邪为病也。如猝然挥霍变乱，心腹大痛，吐泻交作者，名湿霍乱；若欲吐不能吐，欲泻不得泻，腹中绞痛，邪无去路，名干霍乱。总因饮食不节，寒热不调，清浊相干，阴阳乖隔而成也。或吐或利，其邪易解。若寒盛则凝邪无去路，俗名绞肠痧是也。

治湿霍乱

藿香正气散　见四时感冒。治孕妇因风寒暑食杂糅为病。发热恶寒，腹痛吐泻，头身疼胀，里虽解而表不除，用此散而和之。伤食加消导。

二香散　见前中暑门。治暑饮合邪，吐多泻少，胸腹胀痛，口渴引饮。通治伏暑吐泻、转筋。

薷苓汤　见前中暑门。治孕妇夏月中暑，霍乱吐泻，发热恶寒，小便短赤，脉虚而濡。烦渴去桂，加葛根，无寒热者单用五苓散。

治干霍乱

盐汤探吐法　见前中食门。治孕妇初患干霍乱，欲吐不得吐，欲泻不得泻，胸腹刺痛垂死。照法随饮随探，必令或吐或下，方可用药治之。若未得吐泻，切忌妄饮食。盖谷食下咽，反助邪强，气闷立死。

桂苓甘露饮　治孕妇寒湿暑邪凝结中脘，不得吐泻，腹中绞痛，烦渴尿秘热盛者。

茯苓　炙术　猪苓　泽泻各钱半　熟石膏　寒水石　滑石末各三钱　桂心五分

灯心引。此方治夹热霍乱。

加味理中汤　治孕妇干霍乱。里寒肢冷，舌卷阴紧，脉浮不见，腹中冷痛，转筋阴证。

人参　炙术　炮姜　炙草　藿香各钱半　炒研砂仁　益智仁各一钱　桂心五分

木香引。外用姜、葱熨法，见前中寒门。

霍乱附法

万氏香苏散　治孕妇霍乱吐泻。

酒炒香附　苏茎叶各二钱　陈皮　甘草　藿香各一钱　研砂仁五分

转筋加木瓜；胎动不安加炙术、芎归；夏加炒连、香茹、条芩；冬加桂枝、炮姜、炙术。

济阴白术散　治霍乱吐泻不止。

炙白术　炒研益智仁　陈皮各钱半　煨研草蔻　炒枳壳　炒良姜　赤茯苓各一钱

频频与服。

妊娠呕吐哕

古人谓：呕属阳明，有声有物，气血俱病也；吐属太阳，有物无声，血病也；哕属少阳，有声无物，气病也。李杲谓：三者皆属脾胃虚弱。

二陈汤　通治呕吐，随症加味。

陈皮　法半　茯苓　甘草

生姜、苏茎引。

血虚脉涩加当归、川芎、炙术；气虚脉弱加炙术、人参；血热加条芩；里寒脉迟加砂仁、丁香、吴萸；热盛便秘脉实加炒芩、连、炒枳壳。

藿香正气散　见四时感冒门。治感冒风寒暑湿，发热恶寒，头痛呕吐。夹食加炒曲、麦芽、山楂、附米，气逆加炒研白蔻、砂仁、木香。

比和饮　治久病胃虚，闻食即吐。

人参　炙术　茯苓　炙草　藿香　陈皮　炒砂仁　炒神曲

陈谷米　伏龙肝　姜　枣

　　虚而夹寒加丁香、木香、白蔻。

　　和胃汤　治伤食呕吐，肚腹胀热，恶食吐酸，眼胞虚浮，潮热好卧。

　　陈皮　法半　砂仁　苍术　炒朴　合香　香附　炙草　楂肉　炒曲　麦芽　苏叶　生姜

　　香砂六君汤　治孕妇痰饮呕吐，头晕目眩面青，频吐痰水涎沫。

　　人参　炙术　茯苓　炙草　陈皮　法半　炒香附　煨砂仁　藿香

　　姜、枣引。

　　清热四物汤　治孕妇实吐。平日壮盛，偶因停滞，胸腹胀满，二便秘结，痞硬口渴，思饮寒凉，吐多酸臭黏污，脉弦滑实。

　　酒炒大黄　炒川朴　陈皮　甘草各一钱　炒枳壳五分　当归　生地　川芎　白芍　条芩各钱半

　　姜引。

　　加味温胆汤　治孕妇热吐。因过食煎炒热物，热积胃中，食入即吐。口渴饮冷，吐多痰涎，身热唇红，小水赤涩，脉数而弦。

　　陈皮　法半　茯苓　甘草　麦冬　炒芩　炒连　竹茹　炒枳实

　　灯心引。热甚加石膏末。

　　丁萸理中汤　治中寒吐哕。因过食生冷，停滞不消，或胃气虚寒，不化饮食，朝食暮吐，不臭不酸，时作哕噫，面白肢冷，脉迟而涩。

公丁香　泡吴萸　人参各五分　灸术二钱　灸草　炮姜各钱半

或加法半、陈皮。

另有恶阻症，乃系胎病，见四卷。

妊娠泄泻

泄泻之脉宜沉小滑弱，若见实大浮数，则身必发热而成恶候也。

加味理中汤　治孕妇寒泻。脉沉而迟，肠鸣腹痛，暴下清冷，溏如鸭粪。

人参　灸术　炮姜　灸草　赤茯　藿香各钱半　木香三分

寒甚加附片。

升阳益胃汤　治孕妇飧泄，谷完不化，食后即泻。

人参　蜜芪　灸术　当归　炒芍各钱半　灸草　陈皮　炒曲　炒苓各一钱　升麻　柴胡各五分

姜、枣引。

胃苓汤　见前中湿。治湿泻，水泻，泻下多水，肠鸣而不腹痛。

甘露饮　见前霍乱。治饮泻，口渴而饮，饮而即泻，反复如是。

涤痰汤　见前尸厥。治痰泻，痰壅气粗，脉来沉滑，时泻时止。

清暑益气汤　见前中暑。治暑泻口渴，自汗心烦，面垢脉虚。

补中益气汤　见前嗣育。治诸泻日久，清阳下陷，气乏脉微。

参苓白术散　见嗣育方。治脾虚腹满，食入即泻，肢冷倦卧。

芩连葛根汤 治孕妇火泻，痛一阵泻一阵，口渴尿秘，脉洪数者。

条芩　葛根　白芍各二钱　川连　甘草　赤茯　木通各一钱

灯心引。

升阳除湿汤 治湿泻清浊不分，小水短赤，面色淡黄，身体重痛。

制苍术　炒神曲　陈皮　防风　升麻　柴胡　羌活　甘草

茯苓　泽泻

生姜引。

加减保和汤 治伤食作泄，臭秽黏污，嗳气吞酸，腹痛恶食，脉滑。

炒厚朴　炒附米　炒萝卜子　炒研砂仁　炒神曲　炙白术

陈皮　炙草　楂肉　炮姜

和气饮 治风冷传入大肠，肠鸣腹痛，泄下清冷。

制苍术　苏茎叶　藿香　炒朴　防风　茯苓　陈皮　炙草

砂仁　木瓜　木香　生姜

八柱散 治泻下日久，肠滑不禁。

人参　附片各五分　炙术　炙草　炮姜各钱半　诃子肉　肉

蔻　砂仁　罂粟壳各一钱

乌梅引。

四神丸 治肾气虚寒，每晨行泻。

补骨脂二两　五味子　煨肉蔻各一两　泡吴萸五钱

研细，煮枣肉糊为小丸，米汤每下二钱，日三服。

口糜下泻

泻心导赤散 治上发口糜，下泻即止，及至下泻，口疮即愈，上下相移，此心经实热。

生地　木通各二钱　甘草梢　淡竹叶各一钱　川连五分

口糜发时，先服此数剂。

茯苓车前饮　治心热移于小肠，小水甚少，而下泻甚多，此为水走大肠，宜利小便。

茯苓　车前子各一两

煎汤以代茶饮。

妊娠吐泻

吐泻交作、唇色深红者，内热也。若色久不退，及面黑、气喘、遗尿者凶。

六合汤　治长夏夹暑，吐泻交作，腹痛喘嗽等症。

陈皮　法半　茯苓　甘草　炒研扁豆　砂仁　炒川朴　制杏仁　藿香　木瓜　炙术　姜　枣

夏加香薷。

七味白术散　治脾虚吐泻，肌热口渴，不思饮食。毋论新久，皆可常服。

炙术　沙参　茯苓　藿香　葛根　炙草各钱半　木香五分　姜　枣

加味五苓散　治孕妇先吐后泻，面赤唇焦，烦渴便秘，脾胃有热者。

赤茯苓　猪苓　泽泻　炙术　竹茹　车子　片芩　花粉　石膏末　灯草

加味理中汤　见上寒泻。治先泻后吐，不热不渴，面白神疲，额有微汗，脉沉迟，脾胃虚寒之症。

消导二陈汤　见中湿门。治吐泻交作，因脾胃有积滞，不能运化水谷，及头身重痛伤湿等症。

妊娠痢疾

痢疾，多因外感暑湿，内伤生冷而成。伤于气者，色多白，肺与大肠相表里也；伤于血者，色多赤，心与小肠相表里也。腹窘痛者为里急，频下坠者为后重。又有寒热、时痢、噤口、五色、休息之分，校列于下。

理中汤 治孕妇寒痢。脏气本虚，复为风冷所乘，肠胃受伤，痢时肠鸣切痛，面白唇青，口渴喜饮热汤，脉沉迟者。

人参　炙术　干姜　炙草等分

白痢加炒研砂仁、益智仁，赤痢加诃子肉、桂心。

养脏汤 治寒痢日久，脉迟肢冷，下利清稀，唇缓气乏。

人参　炙术　土炒当归　炒芍　蜜芪　炙草　煨肉蔻　诃子肉　罂粟壳　煨木香　桂心　乌梅　干姜

当归芍药汤 治孕妇热痢。湿热结于肠胃，腹痛下利，尿赤舌紫，唇焦渴饮，脉洪。

当归　白芍　条芩　川连　酒炒大黄　甘草　桂心　槟榔　木香

香连和胃汤 此方治热痢，兼补气血，尤为妥当。

片芩　白芍　木香　川连　当归　炙术　砂仁　陈皮　甘草　茯苓

白痢加炮姜，血痢加炒地榆。

仓廪汤 治时疫痢。患痢复感时气，寒热无汗，身痛呕逆。

羌活　独活　柴胡　前胡　枳壳　桔梗　川芎　茯苓　陈皮　炙草　人参　陈谷米

生姜引。

参连开噤散 治噤口痢。火毒冲胃，脉大身热，不能饮食，舌赤唇红，喜饮凉水者。

人参　姜炒川连　去心莲子等分

煎汁徐徐咽下。

外治方 经霜王瓜藤和茎叶，烧灰存性，麻油调作饼子，贴脐心上，以帛裹住，解毒保胎。或用灶心土末，井底泥调作饼，贴脐心。

调中益气汤 治水谷痢。脾胃素虚，不能运化，痢下水谷，气乏脉微。

人参　蜜芪　炙术　茯苓　陈皮　炙草　制苍术　炒升麻　炒柴胡　煨木香　姜　枣

痢久加酒炒白芍。

胃风汤 治湿痢、血痢。风伤阴络，血不循经，妄下大肠。湿痢则利下清浊不分，身或重痛。

人参　炙术　当归　川芎　白芍　茯苓　桂心　粟米　姜　枣

湿痢加制苍术、苡仁，血痢加酒炒地榆。

和中丸 治休息五色二痢。滞热蕴于肠胃，时痢时止，五色杂呈者。

人参　归身　炙术　茯苓　川芎　莲肉　泽泻　车子　炙草　白芍　陈皮　炒神曲　麦芽各二钱　炮姜　煨肉蔻　木香各一钱

研细，面糊小丸，姜汤下二钱，日三服。凡痢后足肿，脾气下陷也；胸膈胀闷，脾虚作痞也；身重气喘，土不生金也。当在脾家调治，见初集。

妊娠疟疾

凡寒热为病，多属半表半里之界，故疟脉自应得弦象。弦迟多寒，弦数多热，弦短伤食，弦滑痰饮。疟脉代散，是邪未解而正先衰，凶证也。

麻黄羌活汤　治风疟。先伤于寒，后伤于风，先寒后热，热少寒多，脉浮紧而无汗。

麻黄　羌活　防风　甘草等分

姜、葱引。

孕妇合四物汤服。

桂枝羌活汤　治风疟。先伤于风，后伤于寒，先热后寒，寒少热多，脉浮缓而有汗。

桂枝　羌活　防风　甘草等分

姜、枣引。合四物汤服。

麻桂各半汤　治疟初起。寒热两平，先宜发汗。用：

麻黄　桂枝　酒芍　炙草各二钱　制杏仁七粒

姜、枣引。温服取微汗，汗多去麻黄。

桂枝白虎汤　治温疟。热多寒少，烦渴不眠，脉弦数有力。

桂枝　酒芍　甘草各一钱　石膏末三钱　知母钱半　粳米一撮

姜、枣同煎。

柴胡白虎汤　治瘅疟。脉弦数，发热不恶寒，烦渴口苦，胸满咳逆，阳气独盛者。

沙参　柴胡各二钱　条芩　法半　知母各钱半　石膏末四钱　甘草一钱　粳米一撮

姜、枣引。

柴胡桂枝汤　治牝疟。脉弦而迟，恶寒而不发热，腰疼足冷，身重，阴气独盛者。

人参　柴胡　炒芩　法半　甘草　桂枝　酒炒白芍　姜　枣

服取微汗。

柴平汤　治食疟。内伤饮食，外感风寒暑湿，发热恶寒，腹膈痞闷，吐酸恶食。

沙参　柴胡　条芩　法半　陈皮　甘草　制苍术　炒朴
姜　枣

加煨草果。

清脾饮　治痰疟。素停痰饮，复感风寒，寒热交作，呕逆晕眩，口吐涎饮。凡疟已经汗下，表里无症，均用此和解。

柴胡　冬芩　法半　炙草　炒朴　炙术　苍术　陈皮　人参　茯苓各一钱　槟榔　醋炒青皮　煨研草果各五分

姜引。

加减法　饮盛倍白术、茯苓，加桂心；痰多倍陈皮，加炒研白芥子；渴热加花粉、知母、石膏末；湿盛加苡仁；食滞加炒曲、麦芽、萝卜子。

以上系通用之方，若治孕妇，听加养血安胎之药。

治疟要诀

风疟初起，恶风自汗，头痛烦渴，先热后寒。初服桂枝白术汤。

桂枝　炙术　白芷　川芎　苏叶　桔梗　陈皮　甘草　茯苓　法半　当归　炒芍　葱白　生姜

次服四物汤加柴胡、炒芩、煨草果、姜、枣。日久不止，服补中益气汤加草果。

寒疟初起，寒甚无汗，项背强痛，先寒后热。初服五积散，见脚气门。次服养胃汤。

苍术　藿香　法半　茯苓　陈皮　甘草　草果　桂枝　苏梗　姜　枣

暑疟，发热不恶寒，烦渴喘呕不眠，此阳气独盛，阴气衰微。初服柴胡白虎汤，见上。次服香茹饮加草果、乌梅，日久服清暑益气汤，见中暑。

湿疟，寒热身重，肢节酸疼，呕逆胀满。初起服胃苓汤，见上湿泻。次服清脾饮，见上。久疟不止，服参苓白术散，见嗣育汇方。

痰疟、食疟，过食生冷油腻，停痰夹食。发热憎寒，饥不喜食，食则满闷，腹痛呕逆或吐痰涎。初服清脾饮，次服四兽饮。

人参　炙术　茯苓　炙草　陈皮　法半　煨草果　木香　乌梅　生姜

食疟，用消导二陈汤，见前中湿门。

夜疟不止，每逢下午或夜间发热恶寒，及子时或清晨出汗而愈，此寒邪并于血分。初服加味麻桂汤。

桂枝　当归　生地各钱半　麻黄　黄芩　酒芍　炙草各一钱　制杏仁　红花各五分　姜　枣

服取微汗，次用四物合小柴胡汤，日久服八珍汤，见嗣育汇方，加草果、乌梅、槟榔。

疟痢并作，初服加味柴胡汤。

人参　柴胡　当归　酒芍各钱半　条芩　炙草　赤茯各一钱　槟榔　醋炒青皮各五分　姜　枣

痢止疟不止，用姜桂六君子汤。

济阴祛邪散　治风寒痰食疟久不止，用此每于发疟之前，服之可除。

炒良姜　煨草果　炒砂仁　苏茎叶　藿香　陈皮　炙术　茯苓　炙草　姜　枣等分

　　凡疟发作，必待寒热退尽，方可进食，免停滞成癖也。口渴忌饮冷汤，只用生姜、茶叶同煎服，或用老米炒黄，煎汤频服。

卷之四

胎前本病门

胎前恶阻

妇人受孕月余之后，时时呕吐者，名曰恶阻。若无他病，只择食者，需随其意而与之，轻者过期勿药而愈，重者宜调和脾胃。更审其或因胎气阻逆，或因痰饮阻逆，与夫兼寒兼热而分治之，不与三卷之呕吐哕症同其治法也。

保生汤 治受孕月余，胞门闭塞，脏气内逆，挟胎气上逆于胃，时时呕吐。

土炒白术去毛 香附去白 陈皮各二钱 乌药 甘草 人参各一钱

生姜引。

加味六君子汤 治平素胃虚，中停痰饮。心烦作逆，吐多痰水，头晕目眩。

人参 炙术 茯苓 陈皮 法半各钱半 蜜炙枇杷叶 炒研砂仁 藿香各一钱 炒枳壳 炙草各五分

生姜引。

胃热便秘去人参，加酒炒大黄、黄芩。胃寒喜饮热汤，加炮姜、桂心。

加味温胆汤 治胃热恶阻。呕吐酸苦，心中烦热，愦闷口干，面赤，喜饮冷。

去心麦冬二钱 陈皮 法半 茯苓 竹茹 芦根各一钱 煨枳实 炒连 炙草各五分

姜、枣引。

恶阻只在一二月内，余月呕吐详前三卷。

《大全》云：孕妇禀受怯弱，便生恶阻，颜色如故，脉息如常，但觉肢体沉重，头晕目眩，恶闻食气而择食，欲啖酸咸果物，懒惰嗜卧，或作寒热，心中愤乱，恍惚难支。此因经血既闭，水渍于脏，脏气不宣通，故时时呕吐也。

薛氏曰：此症有因中脘停痰，用枳桔二陈汤；因饮食停滞，用六君子汤加炒枳壳、神曲、麦芽；不思食更加苏梗；胃气不和，六君去法半，加炒朴、麦冬、竹茹；兼气恼加枳壳、制香附；胁痛加柴、白芍。

丁香散 治胃寒吐逆反食，及心腹冷痛，四肢冷逆，脉沉迟者。

公丁香 人参 藿香 炮姜等分研细

白汤下二钱，日三服。

白术散 治胎气阻逆，频呕不思饮食。

人参 炙术 川芎 紫苏各钱半 炒砂仁 炒青皮 诃子 炙草各一钱

姜引。

橘皮汤 治恶阻，食下即出。

人参 陈皮 炙术 竹茹各二钱 炒朴钱半

生姜引。此方平火降逆。

余用二陈汤加减，见前三卷。

按：一治见饮食即作吐，用新黄土和盐少许，搓三大丸，烧红淬滚汤中，顿服日止，随进药物。或用灶心土，水为丸，塞右鼻，服药，亦不作吐。

胎前胞阻

孕妇腹痛，名曰胞阻，需审其痛。或上在心胃之间，多属食滞作痛也。或中在腰腹之间，多属胎气不安作痛也。若在少腹之间，则必因胞血受寒，或停水尿难而作痛也。

加味平胃散　治心胃作痛，因停食积滞者。

炒川朴　制苍术　炒神曲　陈皮　炙草　楂肉各一钱　炒研草果　炒枳壳各五分

姜引。便闭加酒大黄。

元胡四物汤　治腰腹作痛，或胎动下血者。

酒煮元胡三钱　当归　熟地　川芎　白芍各二钱

胎动下血加川续断。

加味胶艾汤　治腹腰痛甚，服此以防胎堕。

当归　熟地　白芍　炒阿胶　炒杜仲各钱半　川芎　艾叶各八分　葱白三寸　炒黑豆一合

淬酒同煎服。若兼外感，恶寒发热，头疼身痛，加独活、羌活。

蜜硝煎　治内热郁结，胸腹胀痛，便闭烦渴，舌赤唇焦，脉实有力。

蜂蜜一两　芒硝三钱

热服取下。

加味归芎汤　治少腹作痛，胞中之血受寒者。

蛤粉　炒阿胶　川芎各二钱　当归四钱　艾叶　人参　炙草　炮吴萸各五分

导赤散　治因尿涩，少腹胀痛，舌赤烦渴，便黄。

生地三钱　木通二钱　甘草梢一钱

灯心或淡竹叶引。

五苓散　治前症。

炙术　赤茯　泽泻　猪苓各二钱　桂心五分

有热去桂。

诸痛附法

心胃作痛

《大全》云：孕妇心胃痛，多因风寒痰饮交结为病。若真心痛，面黑肢冷至肘节，旦发夕死，夕发旦死。外因者，乍作乍安，及伤子脏，则胎动下血。

薛氏曰：有因饮食者，用平胃散加消导药；心下停滞，按之痛满，更加茯苓、法半、藿香、草果；如猝然心痛，则用炙术、赤芍、条芩、茯苓、葛根、姜、枣；脾胃受伤，按之痛减，用六君子汤；若因怒心痛，面青脉弦，内加柴胡、白芍；因寒心痛，面白脉迟，内加炮姜、砂仁、桂心。

加味二陈汤　治肝脾气滞，心痛肋胀，恶食吐酸。

陈皮　茯苓　法半　炒芍各钱半　甘草　楂肉各一钱　木香　炒栀仁　炒青皮各五分

姜引。

归脾汤　治心悸痛，肌热盗汗，食少不眠。

人参　炙术　蜜芪　茯神　当归　炒枣仁　桂圆肉各钱半　远志肉　炙草各一钱　木香五分

姜、枣引。

加减丁桂汤　治心胃寒痛，喜热手摩，面白唇缓，口气微冷而脉沉迟。

丁香　桂心　炮姜各五分　制苍术　白术　炙草　陈皮　砂仁　苏梗各一钱

清热解郁汤　治心胃热痛，口气蒸手，便秘烦渴，唇赤脉洪。

制苍术　附米　条芩　赤苓　川芎　陈皮各一钱　甘草　炒连　栀仁　淡竹叶各五分

妊娠腹痛

立斋曰：孕妇不时腹痛，或小腹重坠，四物汤加陈皮、炙术、苏梗；脾虚腹痛，四君汤加当归、熟地、苏梗；气虚腹痛，用补中益气汤。

当归芍药散　《金匮》治孕妇腹中疙痛。

当归　白芍各两半　炙术　茯苓各二两　川芎　泽泻各八钱

晒研为末，白汤每下三钱，日二服。

清中汤　治火郁腹痛，便秘烦渴，面赤脉洪。

当归　川芎　白芍　赤苓各钱半　陈皮　条芩　甘草各一钱　炒连　栀仁　煨研草果各五分

痛甚加元胡。

木香流气饮　治阴阳壅滞，气不宣通，胸腹胀痛。

木香　煨草果　泡吴萸　醋炒青皮　炮姜　升麻　柴胡各五分　炒研益智　制苍术　炒厚朴　法半　陈皮　茯苓　川芎　当归各一钱

苏茎引。

加减理中汤　治孕妇里寒腹痛，脉迟无力，或肢冷拘急，及感寒霍乱，呕吐冷涎，便溏下利。

人参　炙术　干姜　炙草半分

自利腹痛加木香；腹满去炙草，加香附、苏茎；呕甚去术，加法半；脐下动气去术，加桂。

少腹作痛

立斋曰：孕妇小腹痛，若因风寒客于胞络，痛必迂缓，腹皮或冷，法宜疏解。若因气血虚，用八珍汤；脾气虚，用六君汤；中气虚，用补中益气汤。

安胎和气饮　治少腹胀而冷痛，小便频数。大便虚滑。

煨诃子_{取肉} 炙术_{各二钱} 陈皮 炙草 炒芍 炒良姜_{各一钱} 木香_{三分} 炒米_{一撮} 姜_{三片}

加味柴胡汤 治少腹痛连两胁，左右拘牵，小水不利。

人参 柴胡 条芩_{各二钱} 法半 茯苓 酒芍 甘草_{各一钱} 炒青皮 栀仁_{各五分}

姜、枣引。

紫苏饮 见后子悬。治风寒客于胞络，小腹作痛，可常服之。

妊娠腰痛

立斋曰：有因劳伤元气，腰痛难伸者，用八珍汤加炒杜仲、炒阿胶、煨砂仁。若气血郁滞，用紫苏饮加枳壳、桔梗。肝火郁结，肾气不通，用上加味柴胡汤。肝脾气郁，用归脾汤加柴胡、酒炒白芍、炒枳壳。

加味四物汤 治血热血滞，腰痛便燥，或发寒热。

当归 酒芍 生地 川芎_{各二钱} 条芩 柴胡_{各钱半} 炒川柏 枳壳 木香_{各五分}

兼湿加苍术、苡仁。

独活寄生汤 治肾虚复感风寒，腰冷重痛。

独活 续断 沙参 炙术 茯苓 炙草 当归 熟地 川芎 炒芍 秦艽 防风 牛膝 炒杜仲_{各一钱} 北细辛 桂心_{各五分}

姜、枣引。孕妇去牛膝。腰冷属湿，当服肾着汤，见后皱脚。

济阴补肾汤 治肾虚腰痛。

当归 炒芍 熟地 生地 炒杜仲 小茴 骨脂 陈皮 茯苓 续断_{各一钱} 黄芩 炒柏 知母 炙草_{各五分}

姜、枣引。

加减通气散　治跌仆闪挫，胎动腰痛。

当归三钱　川芎　酒煮元胡各二钱　香附　陈皮　炙草　川续断　炒杜仲　炒小茴各一钱　炒黑豆

淬酒兑服。

五加皮饮　通治腰痛，无论寒热虚实。

五加皮　川续断　炒杜仲各二钱　当归　川芎　炒芍　川独活　盐水炒草薢各钱半　防风　细辛各五分

酒引。

肩背作痛

东垣曰：头痛脊强，乃太阳之经气不行也。膀胱之气不通行，湿气风邪着于肩背而作痛。取着于太阴，则肩背痛。着于太阳，则头项腰脊俱痛。

羌活胜湿汤　通治肩背痛，随证加引。

羌活　独活各二钱　川芎　藁本　防风　炙草各一钱　蔓荆子八分

孕妇血虚郁痛，夜甚日轻，加当归、炒芍；气郁常痛，加木香、香附、陈皮；气虚郁痛，时痛时止，加参芪、升麻、柴胡；血瘀夜痛不止，加姜黄、红花；风郁作痛，肩项强直，加归、芎、威灵仙；湿郁痛则重坠，加白术、苍术；痰郁痛则呕吐晕眩，加天麻、法半、胆星；如身重腰中沉沉然，中有寒湿也，加酒洗防己、附片。

清热饮　治风热乘肺，外攻肩背，皮热作痛，便燥喘嗽。

羌活　防风　藁本　川芎　炒芩　酒芍　当归　生地各一钱甘草　炒连各五分　葱白三寸

豁痰汤　治风痰结紧，肩背胀痛，晕眩呕涎。

制苍术　法半　川芎　茯苓　陈皮　甘草　香附　桔梗各一钱　炒枳壳　威灵仙　海桐皮　栀仁　姜黄各五分

姜引。

顺气化痰汤　治痰气凝结，背心一点作痛。

炒僵蚕　法半　茯苓　制苍术　陈皮　甘草　白芷　川芎　香附　苏叶　桔梗各一钱　炒枳壳　乌药各五分

姜引。

妊娠胁痛

脉双弦者，肝气有余，两胁作痛，自两胁下痛引少腹，当辨内外所感治之。如暴怒伤肝，悲哀气结，及饮食生冷，跌仆伤形，或痰积注胁，与血相搏，此内因为病也；若伤寒传少阳，口苦胁痛，及风寒湿热袭胁胀痛者，此外因为病也。总宜顺气和血，散结化痰。

芎枳散　治左胁独痛，属血瘀者。

面炒枳壳　郁金　甘草各八分　川芎　当归　赤芍　生地各钱半

酒兑服，若兼寒热加柴胡、炒芩，姜、葱引。

左金丸　治肝火燥甚，左胁刺痛，吞酸吐水，或筋疝痞结。

姜汁炒黄连六钱　盐水泡吴萸焙干，一钱

共研极细，水为小丸，姜汤每下二钱。

加味地黄汤　治因恼怒房劳，伤损肝肾，左胁常痛者。

炒黄淮药　枣皮　当归　续断各钱半　茯苓　泽泻　丹皮　川芎　柴胡各一钱　制熟地三钱

橘枳散　治右胁独痛，属痰气者。

酒炒枳壳　姜黄　陈皮　甘草各一钱

加当归、川芎、炒芍、香附各钱五分。喘嗽加苏叶、桔梗、贝母，葱白引。

汗肠汤　治两胁俱痛，肝火盛而口苦嗌干，脉弦者。

柴胡　酒芍　川芎　附子　当归各钱半　炒青皮　枳壳　胆草　甘草　木香各五分　条芩　法半各一钱

凡肝虚胁痛，寒热往来，用逍遥散；劳伤胁痛，气乏脉微，用补中益气汤，俱随证加味。若胁痛有一条扛起，属积食痰饮，宜消滞化痰散饮。

妊娠头痛

因风而痛，为头风，必兼晕眩。因热而痛晕，必兼烦渴。因气郁而痛晕，必志意不伸；因痰而痛晕，必呕吐痰涎；因湿而痛晕，必头项强，身躯重，足膝冷；因虚而痛晕，必动则更痛更晕；因伤食而痛晕，必嗳气吐酸，腹胀不食。此辨证之大略，余详初集大方脉。

芎芷石膏汤　治一切头风。

川芎　白芷　熟石膏　白菊花　羌活　藁本　当归　生姜葱白

风甚加芥穗、防风，热甚加炒芩、栀仁、薄荷、生地、甘草，若痛加北细辛。

加味茶调散　治偏正头风，发热畏寒，晕眩脉浮。

羌活　防风　白芷　川芎　芥穗　薄荷　菊花　甘草　当归　酒芍各一钱　细辛五分　茶叶一撮

消风散热汤　治风热头痛，口渴心烦，痛无休止，唇红脉数。

羌活　防风　当归　川芎　白芍　生地　酒芩　连翘各一钱炒牛蒡　栀子　知母各五分

秘结加酒炒大黄，脑顶痛加藁本，左痛甚倍生地，加柴胡、薄荷，右痛甚加葛根、葱白。

苏子降气汤 治气郁头痛，上盛下虚，志意不伸，气浮脉结。

炒苏子 炒厚朴 法半 前胡 陈皮 当归各一钱 炙草 桂心各五分

姜引。

半夏麻术汤 治风痰头痛，头昏眼黑，烦闷呕痰，气逆脉滑。

法半 炙术 炒曲 麦芽 天麻 茯苓各一钱 制苍术 人参 蜜芪 陈皮 泽泻各五分 黄柏 干姜各三分

或加归、芎。

加减除湿汤 治湿郁头痛，肌热身重，项强足软，便秘脉细。

羌活 藁本 升麻 柴胡 苍术 防风 伏毛 甘草各五分 当归 川芎 白芷 炒芩 炙术 苡仁 茯苓 泽泻各一钱

生姜引。

消导二陈汤 见三卷中湿。治夹食头痛，吞酸恶食，吐泻脉滑等症。

补中益气汤 见嗣育汇方。治气虚头痛，寒热心烦，懒言恶食等症。

顺气和中汤 即前方加川芎、炒芍、京子、细辛。《宝鉴》用治清阳不升，浊气上逆，头痛恶风，脉弦无力。

调荣养卫汤 即前方加羌活、防风、川芎、细辛。节庵用治劳力感寒，发热恶风，头痛身疼，微渴自汗。脉浮无力。

加味四物汤 治血虚头痛，属阴痛甚者。

当归 熟地 川芎 炒芍各二钱 酒炒芥穗 天麻各钱半

热加炒芩，风加防风、薄荷。

八珍汤 见二卷嗣育门。治气血两虚，时常头痛。风甚加芥尾、防风，夹热加酒芩、薄荷，夹痰加法半、胆星，寒加细辛。

眉棱骨痛

羌活冲和汤 治眉棱骨痛。

羌活　白菊花各钱半　川芎　白芷各二钱　制苍术　肉防风　炒条芩　酒洗生地各一钱　北细辛　小甘草各五分　生姜二片　葱白三寸

孕妇加当归二钱。

古法用冲和汤治诸般头痛，随证加引。

痛由顶后起者，属膀胱经，加藁本，倍羌活。

痛由耳后起者，属胆经，加酒炒白芍、柴胡。

痛由太阳起，牵引头额两目者，属胃经，加石膏末、葛根，倍白芷。

头痛兼身重腹痛者，属脾经，加炙白术、炒白芍，倍苍术。

头痛兼足冷气逆者，属肾经，倍细辛；寒甚无汗，加麻黄、炮附子。

头痛兼呕吐涎沫，手足厥冷者，属肝经，加泡吴萸，减黄芩。

痛吐痰饮，四肢不冷者，加法半、胆星；风甚眩掉，加炒僵蚕、天麻。

火甚烦渴，加栀仁、石膏；便秘，加酒炒大黄；血虚，合四物，加炒芥穗。

碧云散 外治眉骨风、头风、目翳。

鹅不食草即石胡荽，俗名沙闹草　川芎各五钱　北细辛　辛夷净

仁。各一钱　青黛五分

晒研极细，每用少许，频频搐鼻作嚏，能追出风邪，坠落风翳，常用自效。

莘荑散　恐前药未备，用此代之。

莘荑五钱，晒研极细，用猪胆汁拌，再晒研，频搐取嚏，亦妙。

雷头风

此症先因头面多受湿热冷毒之气，蕴入头中，复触风寒，致令响如风雷，头旋发热，日久冲入眼内，脑汁下注，瞳仁变色，甚则大小不定而危矣。古用泻肝散、磁石丸虚实分治，与孕妇不宜，故不录入。

清震汤　治雷头风。头面突起疙瘩，耳中响若雷鸣，甚则壮热憎寒，项背强急。

制苍术　炒升麻　陈荷叶等分

煎服。缓缓取效，或加芎、归。

真头痛

真头痛，痛连脑内，手足青黑，冷至肘膝，朝发夕死，夕发朝死。凡头痛晕眩，沉迷不醒，及猝然大痛昏倒，醒来视物不见，人神散亡，皆属不治。

人参芎附汤　治真头痛，手足冷至肘膝，脉无神气，及虚寒晕眩猝死者。

人参　川芎　制附子等分

频频煎服。

脉略曰：头痛短涩难医治，浮滑弦洪病易除。又曰：寸口脉紧，或浮或弦，皆主头痛。大法风浮寒紧，湿细暑虚，饮弦痰滑，伤暑浮濡。急数洪大，风火痰居；微弱短涩，气血两虚。

子悬胎上逼心

孕妇胸膈胀满，名曰子悬，更加喘甚，名胎上逼心。盖受孕四五月内，相火养胎，以致胎热，气逆上冲也。

紫苏饮 治子悬胎上逼心，因胎气不和，凑上胸腹，腹满头痛，甚则心腹腰胁胀疼作喘。

苏叶 当归各钱半 川芎 白芍 人参 陈皮 大腹皮各一钱 甘草五分

生姜引。心腹痛甚加元胡、木香，心烦加羚羊角末，有热加条芩，寒加砂仁，食滞加炒曲、麦芽、楂肉、香附。

葱白散 治前症。葱白十四个，煎汤频服，通阳气，善安胎，脉浮滑宜之。

子肿子满

头面遍身浮肿，小水短少者，属水气为病，名曰子肿；遍身俱肿，腹胀而喘，在六七个月内，名曰子满。大抵气之为病多喘促，水之为病多胀满。喘促属肺，胀满属脾，因素有水气湿邪，故受孕有肿满之症也。倘见未成形，被水浸渍，其胎每致损坏。已成形者，尚可调治，故在五月、六月后，虽患肿满，亦无妨也。

茯苓导水汤 治子肿子满，由水气湿邪伤于脾肺。水气浸胎，喘促难卧；湿邪伤胎，胀满难堪。

茯苓 猪苓 泽泻 炙术 陈皮 木瓜 炒桑皮 大腹皮 苏茎叶各一钱 炒研砂仁 槟榔 木香各五分

姜引。胀甚加枳壳。

丹溪白术散 治脾虚不能制水，虚气游溢，通身浮肿而不胀喘。

炙白术　茯苓皮各钱半　茯苓皮　陈皮　川芎　木通各一钱
姜皮引。

苏子降气汤　见上头痛。治肿满促喘不得卧者，喘甚加杏仁、桑皮。

金色鲤鱼汤　治肿满服前方不效者。金色鲤鱼重一斤者，和冬瓜皮二两，葱白七寸，煮极烂，频饮汤食肉，或入盐少许，切忌酸碱。

妊娠子气

自膝至足肿胀而小水长者，属湿气为病，名曰子气。因冲任虚，素受湿气，致受孕而足肿，喘闷妨食，甚则脚趾出黄水，不与水肿同治也。

茯苓导水汤　见上。内加防己，胀甚加枳壳，治子气。

天仙藤散　治子气。

天仙藤即青木香藤，微炒　酒炒香附　炙草　陈皮　乌药各一钱　木瓜五分　苏叶

生姜引。日三服。

皱脚脆脚

两脚肿大，肤厚如黄柏皮者，名曰皱脚，属湿也；脚肿皮薄，光亮如吹尿胞者，名曰脆脚，属水也。二症初起俱服茯苓导水汤见上，随症加味。

防己汤　治皱脚、脆脚湿水盛者。

防己　制苍术　独活　秦艽　炒桑皮　苏茎叶　陈皮　木瓜　木通各一钱　当归　川芎　炒苡仁　炒香附　赤茯苓各钱半

肾着汤　治伤食足肿及身重腹痛。腰冷不渴，小便自利，饮食如故，病属下焦。

茯苓　炮姜各四钱　炙草　炙术各二钱

或加炒苡仁、炒杜仲。

喻嘉言曰：腰冷如坐水中，非肾之精气冷也。故饮食如故，便利不渴且与肠胃之腑无关，况肾脏乎？故但用辛温从阳、淡渗行水之药足矣。

汪讱庵曰：此方治肾病而用脾药，益土正所以制水也。

按：此乃外感之湿邪，本非肾虚为病，故不用地黄等汤也。

妊娠子烦

受孕四五个月，相火用事，或盛夏君火大行，俱能乘肺，致生烦躁。亦有停痰积饮滞于胸膈，心烦胎动不安者。

知母饮　治无他病症，唯时时心烦，此胎中郁热，上乘心肺也。

知母　麦冬　甘草各一钱　黄芪　条芩　赤茯各钱半　竹沥兑服

热甚加羚羊角末。

竹叶汤　治心惊胆怯，终日烦闷。

去心麦冬　沙参各二钱　茯苓　条芩各钱半　淡竹叶十皮

或加防风、知母，有痰加竹沥。

脏躁悲伤

孕妇无故，时时伤悲哀痛象，若神灵凭依者，名脏躁，乃因肺金燥也。肺主悲哀，胎热则火炎灼金，肺不能自持，故生悲伤。

甘麦大枣汤　主治脏躁。

甘草五钱　小麦二两　大枣三枚

煎汤频服。

竹茹汤　治心虚胆怯，无故悲伤。

竹茹　茯神各二钱　小麦　麦冬　法半　沙参　炙术各一钱

姜、枣引。

加味八珍汤　治形气虚赢，悲哀不止。

沙参　炙术　茯苓　当归　生地　川芎　酒芍　炒芩　竹茹各钱半　炙草　麦冬各一钱　栀仁五分

姜、枣引。

痫证要略

痫证类乎痉病者，谓发时瘛疭，痰壅气促，口噤昏倒，似乎发痉，但四体柔软，非若痉风之一身强直。痫证昏死，食顷即醒，依然如无病之人，非若痉风之终日昏迷也。然有阴阳、痰食、风惊之别，详见幼科。

妊娠子痫

孕妇则有子痫一症，乃因心肝风热所致，不与诸痫同治法也。

羚羊角散　治子痫忽然昏倒，须臾自醒，仍如好人，面色青红，脉浮而弦。

羚羊角锯末　川独活　炒研枣仁　去皮尖杏仁　炒苡仁　五加皮　防风　川芎各一钱　当归　茯神各钱半　甘草　木香各五分

生姜引。

钩藤汤　治子痫风热甚，手足搐搦者。

钩藤勾　当归　茯神　沙参各二钱　川续断　桔梗各钱半

烦热加石膏，临产月加桂心。忌猪肉、松菜。

消风散　治子痫初起，因感风寒，脉证有表者。

羌活　独活　防风　芥尾　薄荷　天麻　勾子　胆星　柴胡　陈皮　甘草各一钱　当归　茯神　川芎各钱半

姜引。

醒脾汤　治子痫，面色青白，口吐涎沫，唇缓音微，脉来沉细，此为脏寒阴痫，痰入心包也。

人参　炙术　茯苓　法半　炙草　陈皮　天麻　胆星各一钱　炒僵蚕　制全蝎　木香各五分　陈米一撮　姜三片

妊娠子嗽

孕妇咳嗽，谓之子嗽，嗽久每致伤胎。有阴虚火动，痰饮上逆及感冒风寒数症。

枳桔二陈汤　治因痰咳嗽。

陈皮　法半　茯苓各钱半　炙草　桔梗各一钱　炒枳壳五分
生姜引。风痰加前胡、紫苏。

桔梗汤　治风寒咳嗽，发热气喘，脉浮者。

天冬　赤茯各钱半　炒桑皮　苏茎叶　桔梗各一钱　制杏仁　麻黄　贝母　甘草各五分

姜、葱引。有汗去麻黄。

茯苓补心汤　治孕妇阴虚气弱，发热恶寒，咳嗽呕痰及吐衄便血等症。

人参　茯苓　当归　熟地　炒芍　川芎各钱半　前胡　葛根　苏叶　陈皮　法半　桔梗　甘草各一钱　木香

生姜引。寒甚加芥穗、防风，喘加杏仁。

紫菀汤　治子嗽因火邪乘肺，面赤鼻干，气喘者。

紫菀　天冬各二钱　炒桑皮　桔梗各一钱　制杏仁　竹茹　炙草各五分

生蜜引。风加芥尾、防风。

麦味地黄汤　治人嗽阴虚。

熟地三钱　炒山药　枣皮　麦冬去心。各二钱　茯苓　泽泻

丹皮各钱半　五味子一钱

喘嗽附法

济阴方　治上气喘急，大便不通，呕吐不食，腹胁胀痛。

熟地　川芎　陈皮　桔梗各钱半　炒厚朴　炮姜　甘草　苏叶各一钱

木香引。

八仙汤　治气闭喘急，不得安眠，因寒邪客入肺俞，寒化为热，闭塞肺窍。

麻黄　杏仁　贝母　知母　甘草　桔梗　条芩　石膏

先服数剂。

九宝汤　治孕妇素有吼疾，遇寒即发，喘促气急，因而动胎。

苏茎叶　大腹皮　炒桑皮　麻黄　杏仁　陈皮　甘草　薄荷　桂心

胎动加芎、归、续断。

参苏饮　见三卷伤风门。治春月风湿伤肺，气逆喘嗽。内加芎、归，喘急去参，加杏仁，夹热去参，加炒芩，寒热甚去参，加柴胡、白芷，泻加炒扁豆、炙术，表重加葱白、防风，胎动加续断、杜仲、炒芍。

清肺汤　治夏月火邪克金，气喘热嗽。

去心麦冬　天冬　知母　贝母　陈皮　桔梗　条芩　炒桑皮

喘加杏仁，痰加法半，气滞加炒香附、枳壳，食滞加炒曲、麦芽，燥痰难出加制栝蒌仁。

加味旋覆散　见三卷伤风门。治秋月风邪伤肺，咳嗽气喘。

荆防败毒散　见三卷瘟疫门。治冬月寒邪伤肺，咳嗽气喘。

薛立斋曰：孕妇脾肺气虚，咳嗽喘急，用六君子汤加桔梗、芎、归；嗽用四物汤加芥穗、全胡、桔梗、桑皮、杏仁；脾胃素虚，复感风寒，脉弱喘嗽，用补中益气汤加杏仁、桑皮、桔梗、茯苓；肾火上炎，气逆喘嗽，用六味地黄汤加五味、麦冬。

转胞尿闭

孕妇胎压，胞系了戾①，不得小便，饮食如常，心烦不得卧者，名曰转胞。

丹溪举胎法　令熟惯稳婆以香油涂手，牵起其胎，则尿自出。

又法：扶抱孕妇，倒竖片时，胎自牵起，轻轻放下平卧，尿自出。

加味四物汤

人参　炙术　陈皮　升麻　当归　熟地　白芍　川芎

煎服，服后以指探喉取吐，吐后再服探吐，胎必随气而上，尿自通。

加味五苓散　转胞尿闭，用前方法胎举而尿仍不利者，则是停饮阻隔。

赤苓　猪苓　炙术　泽泻　阿胶各钱半　桂心五分

丹溪参术散　治转胞尿闭，因气血虚弱，痰饮壅滞，逼胎下压，及胞压在一边，胞系了戾，脐下急痛，尿闭日数十次者。

人参　炙术　陈皮　茯苓　法半　炙草　当归　川芎　白芍　熟地

姜引。

此症有因禀受弱者，有因忧闷多性躁急者，有因贪食厚味

---

① 了戾（lì力）：萦回盘曲貌。

热结小肠者，当审症治之。

妊娠子淋

万罗田曰：子淋有二症，一因孕妇自病，一因子为母病。然孕妇自病亦有二因，或服食辛热，致生内热者，或自汗白利，日久津液枯竭者。子为母病亦有二因，或因胎气郁热者，或因胎形逼塞，尿窍不利者。治法：热者清之，燥者润之，壅则行之，塞则通之。

金鉴方　治热结膀胱，小水频数，窘塞点滴。

赤芍　条芩　赤苓　当归各钱半　栀子　牛蒡子　甘草梢各一钱

甚者加生地、木通、车子、泽泻。

安荣散　治子淋心烦闷乱，因膀胱小肠虚热，致令肾燥、肺燥、血燥，烦闷。

沙参　麦冬　当归　滑石末各二钱　木通　甘草梢　北细辛各一钱

灯心引。

生津汤　治因自汗自利，久则津液枯竭而成子淋。

人参　蜜芪　当归　熟地　麦冬　赤芍　赤茯　木通　炙草　淡竹叶

木通汤　治过食煎炒、酒面、辛热物，热结膀胱，小便短赤，尿窍作痛者。

木通　生地　条芩　赤茯各二钱　赤芍　海金沙　甘草梢各一钱　淡竹叶十皮

济阴方　治受孕数月小水赤涩，淋漓胀痛，心烦闷乱，不思饮食。

炒桑皮　瞿麦　赤茯　木通　条芩　赤芍各一钱　车子　冬

葵子　炒枳壳各五分

地肤汤　治热盛脉实，子淋胀痛。

地肤子　车子　知母　条芩　赤茯　赤芍　冬葵子　木通各一钱　炒枳壳　升麻　甘草梢各五分

大便秘加煨大黄。

润燥汤　治阴虚燥结，小便点滴，头目昏眩，脉涩无力。

当归　熟地　川芎　酒芍　旗参　麦冬各钱半　黄柏　知母　桂圆各一钱

五淋散　通治淋证，小水频数，点滴疼痛。

黑栀仁　赤芍　甘草各一钱　赤茯苓　当归　条芩各钱半

热甚加木通、生地、泽泻、车前、滑石末。

便闭附法

小便癃闭

膀胱热结，轻者为癃，其小便淋沥，点滴而出，日行数十次，尿少而窍上作痛；重者为闭，小便秘结，点滴不行，少腹胀满而作痛。

八正散　治孕妇热实不化，大便硬结，小水癃闭，腹中胀痛，脉实有力。

车子　木通　瞿麦　萹蓄　滑石末　甘草梢　炒栀子　煨大黄

便利去大黄。

加味导赤散　治心热移入小肠，尿闭不通，舌赤烦渴。

生地三钱　赤苓　条芩　木通各钱半　甘草梢　炒栀子　泽泻　车子　淡竹叶各一钱

加减五淋散　治热结膀胱，小便淋沥胀痛。

当归　赤芍　生地　条芩　赤茯各钱半　甘草梢　栀子　木

通各一钱

热甚加泽泻、车子、滑石末。

加味五苓散　治脏气素虚，被热壅滞，宣化不行，非塞非痛，窍闭不利，腹胀而少腹紧满。

炙术　赤茯　猪苓　泽泻　车子　苡仁各钱半　桂心五分

金匮肾气汤　治孕妇阳虚不化，厥冷恶寒，脉沉无力，小水癃闭。并治转胞，脾肾两虚，肚腹胀大，四肢浮肿，喘急痰嗽，尿闭粪溏。

熟地三钱　炒淮药　茯苓各钱半　丹皮　泽泻　枣皮各一钱酒炒车子　牛膝　炮附子　肉桂各五分，或用桂心

大便不通

饮食之物，有入必有出，苟大便不通，出入之机缄息矣，急宜通之。然有虚实、寒热、风湿、气血等闭。

加味四物汤　治大便闭结，腹满胀痛，实热甚者。

酒炒大黄一钱　炒枳实　炒朴各五分　当归　生地　川芎白芍　枯苓各钱半

服，取下为度。

四顺清凉饮　治肺与大肠有热，热则津液少，大便枯燥。

当归　生地各三钱　柴胡钱半　甘草一钱

若气实脉强，当用八正散，见上。

加味保和汤　治脉虚食少，滞热停积，腹满便秘。

炒研萝卜子　炒神曲　山楂肉　法半　陈皮　连翘各一钱当归　茯苓　炙术各钱半　炒枳壳　木香　香附各五分

木香顺气汤　治阴阳壅滞，气不宣通，胸腹痞胀，大便秘结。

炒研草果　炒研益智　醋炒青皮　泡吴萸　升麻　柴胡各五

分　法半　陈皮　茯苓　当归各一钱　木香五分，磨汁兑服

润燥生津汤　治体羸久病，津液枯竭，大便燥涩。

熟地　生地　天冬　麦冬　当归各钱半　制苍术　白术　泽
泻　茯苓　白芍各一钱　五味子去油　栝蒌仁各五分

多服自通。或用猪胆导法，见三卷伤寒门。

济阴方　治风气便闭。

炒枳壳　防风　芥穗　甘草各一钱　当归　秦艽　茯苓　香
附各钱半　葱三寸　生姜三片

滋燥养荣汤　治孕妇风燥血燥，大便秘结，及火灼肺金，
皮肤皲裂，发燥毛焦，爪枯筋急。

熟地　生地　当归　酒芍　炒芩　防风　甘草　秦艽　芥
穗　丹参

大小便闭

《大全》云：孕妇便闭，由脏腑之热所致。盖大肠热则大便
不通，小肠热则小水不利，大小肠俱热，则二便俱闭也。

立斋曰：大肠血燥便闭，用四物汤加制桃仁、炒条芩；气
滞便闭，用紫苏饮，方见子悬，加制杏仁、酒芩；肠胃气虚便
闭，用六君汤加杏仁、苏叶；肝脾蕴热，用清肝散，见上胁痛；
心肝虚热，用逍遥散加丹皮、栀仁、车前子；气血俱虚，脉浮
而涩，用八珍汤加杏仁、桃仁。

加味木通散　治二便不通，热结肠胃，脉数有力。

木通　赤茯　生地　当归　条芩　滑石末各钱半　瞿麦　萹
蓄　车子　桃仁　甘草　薄荷　酒炒大黄各八分

大腹皮饮　治二便不通，气滞肠胃，脉大而结者。

大腹皮　赤茯　香附　当归　川芎各钱半　炒枳壳　甘草梢
苏梗各一钱

姜、葱引。

八正散　治二便不通，口渴面赤，少腹胀痛，脉浮数者。
方见上。

当归散　治因恼怒气急作喘，腹满胀痛。二便不通。

当归二钱　川芎　酒芍　柴胡　赤茯　香附各一钱　炒枳壳
甘草　木香各五钱

姜引。

遗尿不禁

经曰：膀胱不约为遗尿，谓尿出而不自知也。知而不能自
固，谓之不禁。夫尿者，赖心肾之气所传送，膀胱为传送之府。
心肾气虚，阳气衰冷，致冷结膀胱，传送失度，故有此二症。

按：不禁较遗尿为尤重。

加味地黄汤　治心肾气虚，冷结膀胱，传送失度，遗尿清
长者。

熟地三钱　淮药　枣皮各二钱　茯苓　丹皮　泽泻　炒研益
智砂仁　盐水炒故脂　白果肉　炮姜　桂心各一钱

加味益气汤　治中气虚弱，体倦肢冷，面白唇黄，遗尿
不禁。

人参　蜜芪　当归　炙术　炒研益智各钱半　陈皮　炙草
白果肉各一钱　升麻　柴胡　桂心各五分

姜、枣引。

加味逍遥散　治血虚肝燥，脬①中夹热，遗尿色赤，脉洪
数无力，口苦胁胀。

柴胡　当归　赤芍　炙术　茯苓各钱半　粉丹皮　栀仁　炙

---

① 脬（pāo 泡）：膀胱。

草各八分　薄荷五分　煨姜三片

加味四物汤　治孕妇脉虚夹热，遗尿短赤而小便热者。

当归　熟地　生地　酒芍　川芎　炒芩各钱半　盐水炒川柏　知母　去心麦冬　五味各八分

缩泉散　治遗尿不禁。

炒益智仁　炒淮山药　酒炒乌药各五钱

晒研为末，面糊为小丸，盐汤每下二钱。

治孕妇努力劳伤，发热倦怠，小便自遗，时或不利者。上午服补中益气汤加炒淮药、川柏、知母，下午服六味地黄汤。

治肾衰遗尿，红鸡冠花及子，晒研为末，酒调每下二钱。

又方：猪尿胞洗净，纳入糯米一合，小茴二钱，以线缝紧，入砂罐内，煮极烂，入盐少许，任意饮汤食肉。

妊娠尿血

尿血者，小解时血与尿同出也。尿血出于溺孔，与漏胎下血出自人门者不同。盖尿血腹不作痛，因膀胱血热妄行，渗入尿孔，故与尿同出也。

加味四物汤　治血热妄行，渗入溺孔，与尿同出。

当归　生地　赤芍　川芎　烧发灰存性　茅根各二钱

加味小柴汤　治因怒动火，血渗小肠而尿血者。

沙参　柴胡　条芩　茯苓各钱半　法半　甘草　郁金　栀仁各一钱　薄荷五分

姜、枣引。

加味逍遥散　见遗尿。治孕妇肝燥，血热妄行，与尿同出，或寒热往来，口苦胁痛，食少多怒，面青脉弦。

续断汤　治尿血日久，用此以防胎坠。

川续断　当归　熟地　生地各二钱　川芎　赤茯　炒芍　盐

水炒草薜各一钱　葱白三寸

日三服。

激经胎漏

受孕之后，仍复行经者，名曰激经，多因血有余也。若无他症相兼者，不需服药，待其胎壮子大，能食其血，经自停矣。

受孕之后，无故下血，或下黄汁，或如豆浆，而腹不胀痛者，谓之胎漏。若其胎已伤而下血者，其腹必痛为异耳。

胎漏下血

阿胶汤　治胎漏下血，色红气热，因血热者。

蛤粉　炒阿胶　当归　生地　川芎　白芍　条芩各钱半　侧柏叶　黑栀仁各一钱

黄芪汤　治胎漏时下黄汁或豆汁甚多者，服此免致胎干，或依而堕。

生黄芪一两　川芎五钱　糯米半合

煎汤频服。

加味胶艾汤　见前胞阻门。治胎漏下血不止，腰或作痛，恐血海干枯，胎动欲堕，多服自能保胎。

银苎酒

苎麻根二两　纹银五两　清酒一盏

同煎浓汤，服之以防堕胎。

失血附法

九窍出血

凡九窍一齐出血，名曰大衄。鼻出血，曰鼻衄；鼻流血如泉涌，曰脑衄；耳出血，曰耳衄；目出血，曰目衄；皮肤出血，曰肌衄；齿牙出血，曰齿衄，又名宣泄。若血从口出，则为血衄。嗽血出于脾，唾血出于肾，咳血出于肺，咯血出于心，呕血出于肝，吐血出于胃。又尿血从精窍而出，淋血从膀胱而出。胎漏胎堕下血则从人门而出，此妊娠之要症也。

《大全》曰：孕妇衄血吐血，皆因脏腑有伤。一则热伤阳络，腑病也，热伤阴络，脏病也，治以清热为主。一则积劳损伤，治以理损为主；一则努力暴伤，初宜活血逐瘀，日久仍以理损为主。尿血淋血，治俱详上。

吐衄症治

加味犀角汤 通治失血俱症，属热伤者。

犀角末 丹皮各一钱 白芍二钱 生地三钱 当归钱半 桔梗 陈皮各一钱 甘草 红花各五分

藕汁兑服。热甚如狂加条芩；因怒呕血加黑栀、柴胡；血色紫赤加炒连、条芩；嗽血加贝母、知母；唾血加元参、酒炒知柏；咯血加去心麦冬、天冬；痰壅气促，阵阵急嗽带出血者，加郁金、陈皮、蛤粉；咳血加款冬花，瘀血胀痛加制桃仁、酒大黄。《活人书》云：如无犀角，代以升麻。

按：犀角性降，升麻性升，用升麻以治崩中脱漏之症，固为得法。若治吐衄嗽咯咳唾之症，辄用升麻代行，诚恐血随气升，溢出不止，不加代以炒川连或羚羊角末，犹觉有益无损也。

加减救肺饮 治食积劳伤，吐衄咳嗽咯血者。

沙参 麦冬 蜜芪 当归 白芍各钱半 五味子 款冬花 紫菀 百合 川芎 郁金各一钱

薄荷引。

加味四物汤 治努力劳伤，吐衄呕血等症。

当归 生地 赤芍 川芎各钱半 黑栀仁 炒蒲黄 白茅根 丹皮 郁金 甘草 藕节各一钱

酒兑服。

发灰散 取壮盛人头发洗净，纳满小砂罐内，瓦片盖口，外用盐泥固济，阴干，方入炭火内，煅令通红，待冷，取灰筛末听用。凡鼻衄不止，用竹管吹入孔中，数次自止。呕吐咳唾，血涌不止，用热酒和童便调服二钱。

又方：用栀子研烂，炒焦黑，研末吹鼻，治衄亦效。

河间地黄饮 治一切失血，属血热为病者。

熟地 生地 地骨皮 黄芪 天冬 条芩 白芍 甘草_{等分}

如脉小身凉，微微恶寒者，加桂心；如大便下血，血多者，加酒炒地榆；若兼头晕目眩，加酒炒芥穗、元参。

云苓清胃汤 治素食煎炒辛热，热蕴于胃，积火迫血妄行，上出口鼻者。

炒川连 黑栀仁 丹皮_{各一钱} 当归 生地 白芍_{各二钱}

先服数剂，后服则去栀仁、炒连，加麦冬、元参、五味子、生黄芪，多服自愈。

集成降火汤 治心肾水火不升降，火炎无制，上灼于肺，致咳血嗽咯者。

当归 生地 白芍 元参 麦冬 条芩 茯苓_{各钱半} 知母 花粉 姜炒川连 甘草 连须_{各一钱}

加味逍遥散 见上遗尿。治肝燥呕血，及五更嗽血。

加味小柴汤 见上尿血。治因怒失血，或潮热往来。

麦味地黄汤 见上子嗽。治阴虚火嗽，痰中带血者。

茯苓补心汤 见上子嗽。治阴虚气弱，寒热失血者。

凡失血，身凉脉小者顺，身热脉大而嗽者逆，忌大衄大下血如泉涌。孕妇吐衄热甚者，频以凉水拍后颈窝，胸脐贴护胎饼，见伤寒门。

总　括

胎动不安

孕妇气血充足，形体壮实，则胎气安固。若冲任二经虚损，则胎不成实。或因暴怒伤肝，房劳伤肾，则胎气不固，易致不安。或受孕之后，患生他疾，干犯胎气，致胎不安者有之。或因跌仆筑磕，从高坠下，以致伤胎堕胎者亦有之。

小产

小产者，受孕五七个月内，已成形象，或因外有触犯，胎伤，因而产下也。

堕胎

堕胎者，受孕三四个月内，未成形象，或因外有触犯，胎伤，随之堕落也。

以上三症，皆出有因，原非内因为病。

滑胎

堕胎者，怀孕每至三五七个月内，无故而胎自堕，至下次受孕，亦复如是，数数堕胎，则谓之滑胎。多因房劳太过，欲火煎熬其胎，因而不安。亦因贪食厚味、生冷，湿热伤胎者。孕妇总宜清心寡欲，调养气血，预服药饵丸散，以防滑脱。

安胎要方

加味圣愈汤　治胎伤腹痛而不下血者。

人参　熟地　炒芍　川芎各钱半　蜜芪　酒洗当归　续断　炒杜仲　炒研砂仁各一钱

加味佛手散　治胎动腹痛，下血欲堕者。

酒洗当归三钱　川芎　续断各钱半　炒阿胶　炒杜仲　炙白术　炒条芩　陈艾茸各一钱

逍遥散 治暴怒伤肝，胎动下血腹痛者。

酒洗当归　酒炒白芍　土炒白术　茯苓　柴胡各二钱　炙草一钱　薄荷五分

煨姜引。

四物汤加柴胡、条芩、炙术、茯苓、薄荷，用治前症甚效。

六味地黄汤 见二卷嗣育门。治房劳伤肾，胎动腹痛等症，照法加味。凡素惯小产堕胎者，用此方加炒杜仲、川续断、当归、炒芍，做丸常服妙。

十圣散 治先患他病，干犯胎气，腹痛下血。

人参　蜜芪　炙术　炙草　当归　熟地　炒芍　川芎　川续断各一钱　炒研砂仁五分

返魂丹 见二卷种子门。治因跌仆闪挫，胎伤欲堕，下血腹痛，每用三钱预煎，当归五钱、川芎三钱，和酒熬汤，将丸化开，温服数剂。

当归散 治血少有热，素惯滑胎，可常服之。

当归　川芎俱酒洗　白芍　条芩俱酒炒。各四两　土炒白术片二两

研极细末，瓷器收贮，每用二三钱，白汤和酒调服，日三次。

保胎丸 凡孕至三五七月，无故自堕，谓之滑胎，当预服此丸，以先防之。若形体虚弱，时或胎动腹痛，可常服此，最能固胎。

熟地　炙术　姜汁炒杜仲各二两　当归　续断　炒子芩　炒香附　益母草　蛤粉　炒阿胶各两半　川芎　陈皮　艾茸　炒砂仁各一两

研为细末，先捣熟地，阿胶和匀，次煮红枣，取肉捣糊为

小丸，每用三钱，米汤送下，常服勿间。

济阴阿胶汤 通治胎动不安，腹痛下血，用此以安之。

炒阿胶 熟地 当归 炙术 川续断 炒杜仲各钱半 川芎 陈艾各一钱 枣二枚

济阴补中汤 治血气虚极，不待月足，胎动欲产，用此安之。

蜜芪 炙术 当归 炒芍 炒杜仲 炒阿胶各钱半 川芎 炙草各一钱 人参 五味子 煨研砂仁各五分 炮姜三分

加味钩藤汤 治心肝风热，胎动不安，肝风相火为病者。

勾子 当归 人参 茯神 桔梗 条芩 炙术 续断各一钱 柴胡 栀仁各五分

薄荷引。

加味川芎汤 治胞血受寒，少腹常常作痛，不添不减，热手按之稍止者。

当归四钱 川芎 炒阿胶各二钱 人参 艾茸 炙草 泡吴萸各五分

紫苏饮 见上子悬。治胎气不和，腹满头痛，胎动不安。

加味胶艾汤 治七八九个月内，胎动腹痛，痛连腰脐，或下血者，用此方妙之。

炒阿胶 当归 熟地 炒芍各二钱 炒杜仲钱半 川芎 艾茸各一钱 葱白三寸

另用大黑豆一碗，炒焦枯，淬酒中，取酒一杯兑药，日三服。

达生安胎方 通治胎动不安。

蜜炒黄芪 姜汁炒杜仲 蛤粉 炒阿胶 川续断 茯苓 当归各一钱 条芩钱半 甘草 炙术各五分

酒兑服。下血不止加炒地榆、艾叶各一钱，糯米百粒，倍阿胶去酒引；胸中胀满加苏茎叶、陈皮各五分。

安胎银苎酒　治胎动欲堕，肠痛不可忍，及胎漏下血。

苎麻根二两　纹银五两　清酒一斤

煎至半斤去滓，温服二次。如无苎处，可用冬茅根三两，酒水同煎。

以上安胎要方，凡胎动欲堕，素惯滑胎者，随证选用。

达生散　凡妊娠至八九个月，服此数十剂，易生有力，或有别症以意消息之。

酒洗当归　酒炒白芍　土炒白术　北地　沙参　紫苏梗大腹皮　炙草　陈皮各一钱　葱白连叶三根　黄杨木脑子五个

水煎，日二服。冬用此方或加炒枳壳、砂仁，春加川芎，夏秋加条芩。

小产堕胎后调治

薛立斋曰：小产重于大产。盖人产如栗熟自脱，小产如生栗破其皮壳，断其根蒂也。但人往往轻忽，死者多矣。宜补形气，生新血，去瘀血。

独参汤　治小产堕胎后，其血大下不止，面黄唇白，名曰脱荣。

人参不拘多少，煎汤频服，峻补气以生血，所谓无形能生有形也。

当归补血汤　治脱荣症，无力办参，用此代之。

蜜芪二两　酒洗当归二钱

煎汤服。通治小产后，忽然浑身大热，面红眼赤，口渴饮冷，昼夜不息，此血虚孤阳外燥之症，宜服此汤以补血而阳自归经。若误认作伤寒热病，妄用石膏、芩、连一派寒凉药，必死矣。当从六脉中详辨之。

人参汤 治胎堕后下血过多，心惊体颤，头昏目眩，寒热往来，脐腹虚胀。

人参用蜜蒸藏葳三钱代　蜜芪　当归　熟地　炒芍　茯神　炙草各一钱

酒引。

黄芪汤 治小产下血不止，精神困怠，气虚脉微。

蜜葳参　蜜芪　炙术　当归　炒芍　蒲黄　炒阿胶各钱半醋炒艾叶一钱

以上数方，治下血过多之症。

生化汤 治小产后恶血不行，腹胁胀痛，以及潮热昏眩等症。

酒洗当归五钱　川芎三钱　黑炮姜五分　去皮尖桃仁七粒　丹参　炙草各一钱

煎熟，童便和酒兑服。凡产后，即服此汤三五剂，能除百病。若恶血已行，腹痛已止，此方去桃仁、童便，再服数剂。

失笑散 治小产后瘀血不行，上冲包络，下阻胞中，刺痛甚者。

微炒蒲黄　五灵脂等分研细

醋调二钱，滚汤冲化，服数次，瘀自行。

济阴方 治小产后胞衣在内未出，裹血胀痛，用此下之。

酒洗牛膝　当归　木通　滑石末各钱半　冬葵子　瞿麦　川芎各一钱

酒引。虚者忌服。

加味川芎汤 治前症气血虚寒，胞停不出，宜温而行之。

当归五钱　川芎三钱　桂心二钱　黑姜五分

一方加赤芍、牛膝，炒黑豆引。

返魂丹　见二卷种子要方门。用芎归汤化服三钱，治小产堕胎诸症。

以上数方，治瘀血不行之症。

子死腹中

凡一应伤胎，子死腹中者，须急下之，免使上奔心胸。然必验其舌青面赤，肚腹胀大，腹冷如冰，久之口中时出臭气者，方可议下。尤当审其母之虚实寒热，随其宜而下之。

加味佛手散　下死胎平缓之剂，体虚脉弱者用之。

当归一两　川芎五钱　炒枯黑豆一合　烧酒一杯

兑水煎熟，临服和童便一杯，不下再服。

加味平胃散　下死胎峻利之剂，体强脉实者用之。

制苍术　炒厚朴　陈皮各二钱　炙草一钱　芒硝三钱

趁热服，胎下即止。

一方单用朴硝三钱，童便调化，滚酒冲服，夏月形气实者方可用。

一方用瞿麦、牛膝、花粉、木通、当归、川芎、桂心、炒黑豆，酒水煎服。

一方用桂心、丹皮、当归、川芎、冬葵子、灶心土、葱白同煎，酒兑服。

黑神散　治胎死腹中，及胞衣不下，产后瘀血上攻，心腹痛甚者。

熟地　归尾　赤芍　桂心　黑姜　甘草　炒蒲黄各钱半　炒枯黑豆一合

煎熟，临服兑童便和酒一杯。春冬月宜用此，若夏月及体瘦性急人，则不相宜。

《金鉴》曰：胎死腹中，孕妇体虚者，宜缓下，用加味佛手散；体强者，宜峻下，用加味平胃散。必因产母之虚实，或缓或峻，不可混淆，轻率妄投，以致误也。

辨子母存亡

凡妊娠一切凶危之症，欲知母子存亡者，当于孕妇面舌之色定之。若面赤舌青，其胎必死。若面青色赤，其母必亡。如面与舌俱见青色，口角两边流涎沫者，则母子二命俱不能保也。

鬼胎症治

鬼胎者，因其妇思想不遂，情志相感，自身气血凝结而成。其腹渐大如怀子形状。古云：实有鬼神交接。其说似属无据。夫妇人石瘕、肠覃二症，亦俱如怀孕之状，总由气血凝滞而成，则可知必无鬼神交接之理矣。至梦与鬼交之症，乃因七情内伤，亏损心脾，神无所护，鬼邪干正，魂魄不安，故夜梦与鬼交接，独笑独悲，则有对忤从未有成鬼胎者。鬼交专宜补虚，治详首卷末。

薛立斋曰：鬼胎亦因七情相干，脾肺亏损，气血虚弱，行失常道，冲任乖离所致，乃元气不足，病气有余也。凡七情郁结之妇，若见经候不调者，先行调补，庶免鬼胎之症。治鬼胎，法以补元气为主，而佐以雄黄丸行之。脾虚郁结气逆者，用归脾汤加行气之药，有痰用六君汤，气血两虚用八珍汤，血虚用四物汤，俱加行气散滞药，缓缓下之。肝燥血燥，用八珍逍遥散。肝肾虚弱，常服六味地黄丸。

济阴丸　治鬼胎初起及妊娠癥瘕肠覃，介在疑似，尚不分明者，只服此丸，预养元气，宽肠进食。

蒲黄　炒阿胶　当归　炙术　川芎　炒苓　炒芍各一两　面

炒枳实　酒炒川连　川柏　槟榔　木香各三钱　酒炒香附　砂仁
各五钱

共研极细，煮面糊为小丸，每用三钱，酒水任下。

斩鬼丹　治鬼胎已成，日长如抱瓮者。

归尾　川芎　秦艽　柴胡　炒姜蚕各五钱　泡吴萸　延胡索
炒枳实　槟榔各三钱

研为极细，蜜为小丸，另研雄黄末五钱，滚丸为衣，晒干，
每用酒下二钱，日二服，以胎下为度。

雄黄丸　下鬼胎之峻剂，多有不宜，药且难齐，故不录入。

胎兼癥瘕

凡孕妇素有癥瘕旧疾，或有新病应攻下者，但攻其大半余，
俟其自消。经曰：有故无陨。言药虽峻利，有病则病受之，不
得伤胎也。

又曰：攻其大半而止。言用药必须与脉证相当，攻亦无害。
但攻去病之大半，其余听之自愈，不可尽攻，以损伤气血。观
此又何疑于有妊不可攻下之说耶？

辨肠覃法

肠覃，因寒气客于肠外，与卫气相搏，气不得荣，因有所
系，瘕而内着，恶气乃起，瘜肉①乃生，始如鸡卵，日益以大，
状如怀子，按之则坚，推之则移，月事以时而下。

辨石瘕法

石瘕生于胞中，因寒气客于子门，子门闭塞，气不得通，
恶血当下不下，衃以留止，日以益大，状如怀子，月事不以

---

① 瘜肉：古同"息肉"。

时下。

按：二症虽皆如怀子状，而肠覃则属气病而血不病也，故月事以时下。石瘕先气病而后血病也，故月事不以时下。

二症治法

加味二陈汤　治肠覃初起，状如怀子，月水常行。此气血凝结，故令肠间梗起作痛。

陈皮　法半　茯苓　甘草　延胡索　炒香附　川芎　海粉　炮姜　桂心各一钱

酒水兑煎，日三服。

香棱丸　治肠覃日渐长大。

莪术切片，一两，用巴豆肉三十粒，海粉拌术炒黄，去巴豆，取术听用，又酒炒山棱与青皮、茴香、枳壳、川楝肉各一两，丁香、木香各五钱，共晒研细末，煮米醋，打糊为小丸，朱砂末滚衣，阴干，每用二三钱，酒水盐汤任下，日三服，以消下为度。

以上治肠覃之要方，余法详首卷诸积门。

吴萸汤　治石瘕状如怀子，经闭不行，寒客胞中，冷痛胀硬，日渐长大者。

泡吴萸　当归　丹皮　法半　茯苓　麦冬各二钱　桂心　防风　藁本　炙草各一钱　北细辛　炮姜　木香各五分

日二服，治男女总方，虚寒者宜之。

大七气汤　治石瘕积聚，随气上下，胸腹疠痛，上气窒塞，下气不通，小腹胀闷，二便秘结等症。

煨三棱　莪术　炒青皮　陈皮　藿香　桔梗　甘草　炒研益智各一钱　木香　桂心各五分

治胎兼癥瘕，宜合四物汤。

乌药散　主治食癥，因贪食生冷，与脏气相搏，结成坚块，牢固不移，形气实者。

煨莪术　炒青皮　乌药　桂心　当归各二钱　木香　去皮尖桃仁炒干。各一钱

共研极细，每用酒下二钱，日二服。

开郁正元散　治孕妇素有癥瘕旧疾，今遇食积痰饮，逐发结聚胀痛，用此调解之。

土炒白术　醋炒青皮　酒炒香附　炒研砂仁　山楂肉　炒神曲　麦芽　元胡　海粉　陈皮　桔梗　茯苓　炙草各一钱

生姜引。连末服更妙。

丹溪方　治孕妇素患积聚癥瘕，结块未消，今又受孕，不堪峻攻，用此缓消之。

醋煮香附四两　去皮桃仁炒黄，一两　海粉二两　炙白术两半

其研极细，煮面糊为小丸，白汤每下二钱，日二服。余详一卷。

胎萎不长

怀孕五六个月，胎萎不长，此由孕母禀赋虚弱，宜先调养其气血，使饮食强壮，俾水谷运化精微，则气血日生而胎自长矣。

调养法

四君子汤、六君子汤、四物汤、八珍汤、归脾汤、补中益气汤　俱见二卷嗣育门，听其选用。

加味六君汤　治因肝脾郁结，善怒多痰，胎萎不长。

沙参　炙术　茯苓　法半　柴胡各钱半　陈皮　炙草　桔梗各一钱　炒枳壳　黑栀仁　炒条芩　苏茎各五分

姜引。

安胎白术丸　治胎萎不长，可常服之。

红灰中炙焦地黄　蛤粉　炒阿胶　土炒白术　川芎各一两
土炒当归二两　煅牡蛎　炒川椒各五钱

共研极细，蜜为小丸，米汤每下二钱，日三服。

胎肥防产

凡受孕至五六个月，宜用布一幅，宽五六寸，长则随身之
肥瘦，约缠两道为度，不松不紧，日夜系定腰腹间，切不可解，
俾约束其胎，直至临产，方可解放，则腹中乍然宽阔，胎虽肥
盛，亦易转身，顺溜而出，此法最妙。

三合济生汤　治胎肥壅阻，动止艰辛。临产之前服此数剂，
胎缩易产。

当归二钱　川芎　炒枳壳　炒香附　大腹皮　炒白芍各钱半
甘草　苏梗各一钱

葱白引。

达生散　见前安胎要方。凡孕妇八九个月，服此数十剂，
易生有力。

瘦胎饮、束胎丸　俱见后五卷产难门。

子喑辨证

孕至九个月，声音忽然细哑，不似从前之响亮，谓之子喑，
非若子哑绝然无语也。盖少阴之脉络于舌本，九月肾脉养胎，
至其时胎盛阻遏，其脉不能上至舌本，故声音细哑。待分娩之
后，肾脉自通，其音自出矣。

《大全》云：孕妇子喑非病也，生产之后自然如常，不需服
药，如要服药，可与当归散、达生散，见前安胎要方。

子啼腹内钟鸣

婴儿在腹内啼哭，或孕妇腹中响若钟鸣者，皆名子啼。古书虽载此症，究未明其理，然亦未常经见，偶或有之，古方只一法。

黄连煎

黄连三钱　空房中鼠穴内土五钱

煎汤频服。

剂阴方　平地上撒豆半升，令孕妇曲腰，就其地上拾取，良久啼自止。

按：婴儿在胞中，口含脐带之旁小疙瘩，资其氤氲之精气以养生。或孕妇登高牵臂，或身躯摆扭，致疙瘩扯出儿口，以故作啼。唯令就地捡豆，曲腰婉转，俾疙瘩软活，照旧凑入儿口，乃无啼声，理或然与？由此推之，古方黄连煎似未可轻用也。

先期欲产

《大全》曰：妇人怀胎，有七月八月而产者，有九月十月而产者，有经一年，或如古史所载数年方产者，然此皆非正产。正产者，十月满足即产，不先不后也。

凉血安胎汤　治七八九个月内，胎动腰痛，欲先产者，用此安之。

当归　熟地各二钱　煨知母　川续断　白芍　条芩各钱半

炙术　川芎　苏茎各一钱　葱白三寸

脾虚，加炒研砂仁。

过期不产

娄全善曰：先期欲产，宜凉血安胎。后期不产，当补血行滞。

补血行滞汤 至十月已满，不即生育，或挨至一年及余者，用此行之。

当归　生地　赤芍　川芎　炒附米各二钱　炒枳壳　煨砂仁　丹参　苏梗各一钱　制桃仁五粒

酒兑服。

辨胎前母子盛衰

凡孕妇气血壮盛而胎元弱者，胎前必多病；若孕妇虚弱而胎元壮实者，则产后其母必多病。若子母俱和平，无偏盛偏衰，则胎前产后均平安无疾，可坦然无忧也。

古云：胎前无不足，产后无有余，此言其常也。然胎前虽多有余之症，亦当详察其亦有不足之时；产后虽多不足之病，亦当详审其每挟有余之症也。欲知产后常多亏损之故，于胎前子母盛衰求之，可预知也。

先期欲产过期不产，辨别胎前母子盛衰。

临月调理

《大全》云：凡妊娠至临月，当安神定虑，时常缓缓行动，不可贪眠饱食，过饮酒醴，妄服药饵。宜先贴产图，依位密铺床帐，预请老成稳婆，备办应用汤药。欲产之时，房中不可多人喧哄仓皇，但用老妇二人扶行，凭物站立。待越痛越紧，胞浆大来，腰腹重坠，谷道挺起，眼溅金花，方是胎离其经。先宜扶母仰卧，令儿容易转身，及至头向产门，方可临盆坐草①。或有心烦闷乱者，用水调服白蜜一匙，此时频与糜粥等汤，勿令饥渴。凡催生药切忌用早，若儿未转身，或是试痛，法只宜

---

① 坐草：为临产之别名。因古代产妇临产时坐于草蓐上分娩，故名。

安。早服催生药，为害不浅，慎之。

薛氏曰：欲产之时，见腹内转动，即当正身仰卧。待儿转身向下，腰腹重痛，试捏产母手中指中节或本节跳动，方与临盆即产矣。初若不仰卧以待转胞，或未产而水频下，此胞衣已破，血水先干，恐有逆生难产之患，当服保生无忧散，以固其血，自然顺生。如血已耗损，用大剂八珍汤加益母草煎熟，频频与服，静以待之。凡腹痛乍紧乍慢，腰不疼胀者，非产期也。痛连腰腹，渐痛渐紧者，将产时也。盖肾候于腰，胞系于肾，故临产腰痛重坠也。手中指脉，属心包络，故产时指节跳动也。凡孕家需预请知事稳婆，以恩结其心，先与说知，倘遇生息不顺，仔细调停，切勿张皇，只说平稳套话。或遇双胎，只说胞衣未下，免致惊疑气散，愈难生息。大抵难产，多患于郁闷安逸富贵之家。治法虽云胎前清气，产后补血，不可专执。若脾胃不实，气血不充，宜预调补也。

丹溪曰：产难往往见于郁闷安乐之人，富贵豢养之家，若贫贱者，鲜有之。古方有瘦胎饮，为湖阳公主而作，恐非至极之言。予族妹恒苦产难，遇胎前触而去之，予甚悯焉，视其形肥而勤于女工，知其气血久坐不运，胎因母气虚亦不能自运耳，当补母气则儿健易产。嘱今后有孕至五六月，当即告知。予以《大全良方》紫苏饮加补气药，与之数十帖，日一服，其后产男甚快。因以其方随母之性禀与时令加减，服无不应，因名曰达生散。

《集解》曰：昔湖阳公主每患难产，方士进瘦胎饮。用面炒枳壳四两，炙甘草二两，五月后研末，每日服二钱。张洁古改用炙白术、炒枳壳等分研末，饭为小丸，每日水下四五十丸，名束胎丸。寇宗奭明其不然，谓孕妇全赖血气以养胎，血气充实，胎乃易生，彼公主奉养太过，气实有余，故可服之。若一概滥施，误之甚矣。

按：瘦胎饮又名枳壳散，治胎肥难产，临月服之。张氏加香附行气宽膈，姜汤调下。许氏谓妊娠唯在抑阳助阴，其方甚多亦未妥。枳壳散所以抑阳，四物汤所以养阴，然枳壳散寒，宜以内补丸佐，即当归一两，熟地二两，为丸也。

㕚庵曰：产难，多因气血虚弱，荣卫滞涩，常服达生散，最妥。

临月要方

达生散　凡孕至八九个月，每日用此帖。服数十剂，易生有力，多无产难。

酒洗当归　酒炒白芍　土炒白术　苏茎叶　陈皮各一钱　大腹皮　炙甘草各二钱　人参五分，无参蜜蒸，葳蕤三钱代之　青葱五叶　黄杨脑子七分

煎服。脑子即黄杨树叶梢也，食少胎瘦者勿用。加减法：形体肥实加枳壳、砂仁，春加川芎七分，夏加条芩，秋加泽泻，冬加砂仁，气实加酒炒香附，气虚倍参、术，血虚加熟地、倍当归，性急多怒加柴胡、炒连，倍白芍，形实倍紫苏，湿痰加法半、茯苓，热加生芩，食滞加炒曲、山楂，食后易饥倍用黄杨叶尖，腹痛木香汁兑服。或有别症，以意消息。

束胎丸　孕至八九个月，体肥气实者，服此胎瘦易生。

土炒白术　面炒枳壳等分研细

捣饭为丸梧子大，每日白汤送下四五十丸。

枳壳散　即瘦胎饮，孕妇形气俱实，八九个月，每日常服，临产易生。

面炒枳壳四两　炙甘草三两

研极细末，白汤每调二钱，日二服。陶氏加当归、木香，许氏谓宜合内补丸合服。

内补丸 治妊娠冲任两虚，补血安胎。气实者与枳壳散每日间服。

炒当归四两，另研末 蒸晒熟地八两，石臼捣膏，和匀当归末，再加炼蜜为小丸

每服三四十丸，酒水下。

张氏方 治胎肥壅隘，动止艰辛，临月服数剂，缩胎易产，气实者宜之。

炒枳壳五两 炒香附二两 甘草二两

研末，淡姜汤调下二钱，日三服。凡妇人脾寒，血气成块，刺痛者，酒调下三钱。凡男妇冷气攻刺，胁肋胀痛者，葱白汤调下。

保生无忧散 治妊妇身居安逸，口厌肥甘，或忧乐不常，饮食不节，致胞胎肥实，根蒂坚牢，或体瘦形羸，血少胎弱，素有滑胎及临产艰难等症。临月，预服数剂，可免诸患。

当归 川芎 白芍 炒枳壳 炙草各钱半 木香五分

先煎成汤，另研乳香末、烧发灰各五分。临服调入。

金匮当归散 妇人受孕至八九十个月，宜常服之。或血少有热，胎动不安，或素半产半难，每日服此，临盆易生。生后百病，悉皆主之。

当归 白芍 川芎 条芩各一斤，俱用酒洗晒 灶土炒白术半斤

共研极细，瓷器收好，每用酒水调二钱，日二服。冬月体寒者，只用条芩半斤。

千金保胎丸 孕妇三五七个月。素有小产堕胎者，按期预

服此丸。

蒸晒熟地六两，另捣如泥　姜炒杜仲　土炒白术　酒洗当归各
四两　川续断　炒阿胶　炒香附　炒条芩　益母草各三两　川芎
陈皮　炒研砂仁　醋炒艾茸各两半

晒研极细，以熟地膏和匀，加炼蜜为小丸，米汤每下三钱，
日服三次。

余法按前安胎要方。

杨子建十产论

一曰正产。怀胎十月满足，忽然腰腹阵阵疼痛，初似胎气
顿陷，至于脐腹痛极，乃至腰痛重坠，谷道挺进，继之胞破，
浆血大来，儿自顺生矣。

二曰伤产。盖人之生，阴注阳定，各有日时，不可改易。
今有未产之前，忽然脐腹胀痛，似乎欲产，痛定仍然如常，是
为试月弄胎，非正产时也。但令孕妇忍痛仰卧，照常饮食，不
可胡乱用力，亦不可令人抱腰捺肚。若是正产，必腰腹连痛，
越痛越紧，此时切忌用力，静待儿身转顺，头顶产门，方可临
盆。倘儿身方才转动，却被用力一逼，使儿错路，或横或倒，
皆产母错用力之过也。凡非正产之时，产母不能忍痛，用力努
伤及妄服催生滑胎药，伤胎早堕，贻害无穷矣。

三曰催产。时当正产，胞破浆行，阵阵痛紧，腰间重坠，
谷道挺进，确是产时，儿却停止不生者，即可服药以催之。或
产经数日，母已困乏，胎不下者，当细审其所因，如法施治，
频服大剂加味芎归汤催之，方见五卷。

四曰冻产。冬月寒冷产时，经血遇冷则凝，致儿不生下者，
当服三合济生汤之类。需扶产母坐卧暖处，前后燃火数盆烘之，
血得热则流散，使儿易生。凡冬月生产，下部不可脱去绵裙，

并不可坐卧冷处，房中添火数炉，令产母身背腿膝就火烘热，可免血凝。

五曰热产。盛夏之月，产妇要温凉得所。不可恣意取凉，伤损胎气。亦不可暴受暑热致血沸，发昏发热，头疼面赤，昏昏如醉，甚则不省人事。当研灶心土水调与服，或服六一散、蜜汤之类，频烧旧漆物、油纸以熏之。凡夏月房中不可多人，需贮井水数盆，以收暑气。

六曰横产。或先露手，或先露臂，此由产母不能忍痛，乱用力逼住之过也。需扶母安心仰卧，用轻巧稳婆随儿骨节从容托人，然后将儿身罗而正之，令产母频进饮食药饵，以养气力。戒勿乱动，待儿身转顺自生。

七曰倒产。产母胎气不足，关键不牢，用力太早，逼住儿身，不能打回转，便努挣直下，先露其足。当令宽心忍耐，平枕仰卧，频进汤食，再莫用力。令稳婆先端起儿身，慢慢将足托入，再连儿身推而上之。产母需吸气上升，戒勿惊疑，待良久，气力完复，儿自转身，且莫坐草，直候头顶产门，方用力送下。余法详见五卷。

八曰偏产。儿身未顺，忽被产母用力一逼，致儿头顶偏左腿或偏右腿，故头虽露而顶偏一半，不能生下。当扶母仰卧，戒勿用力。令稳婆推孩近上，以手扳正其头，正顶产门，然后扶起，用力送下。若小儿头后骨偏在谷道，只露其额者，当用棉衣裹手于谷道外，轻轻推罗向前，俟头顶正当产门，方坐草，用力送下。

九曰碍产。儿身已顺，已露顶门，久不得下者，盖因儿身回转，脐带绊住儿肩，或挂儿颈，以此阻碍不下。当扶母仰卧，令稳婆轻轻端儿送上，旋以中指按儿肩，拨下脐带，仍候儿身顺正，方用力送下。

十曰坐产。儿将欲生，其母疲倦，久坐床椅，抵其生路，儿身虽转不能展舒调顺。当于高架上系两手巾，令产母以手攀高，两边需人扶定，待转正欲生时，方屈足作坐马势，用力送下。体弱甚者，扶令仰卧，宽心饮食，儿自调正，直待头顶产门，方可用力送下，不必坐草临盆。

以上所论十产，特言其大概。至临时用方法，详载五卷临产门。

临月脉略

妊娠至六七个月，脉实大牢强弦紧者吉，沉细芤涩者凶。又曰：脉匀细有神者易产，浮缓散弱主产难。

《达生编》曰：胎产一事，自《产宝》诸书以后，代有发明。其保胎、临产、产后调理之法，率皆至精至密，似无遗义，又何俟今之赘述。但或专精方药，而未及其所以然，或偶一及之，而未竟其旨趣，倘非究心有素之人，未易明而用之也。仓促之际，殊难得力，兹特倡明天德自然之说，不厌烦琐，以期于畅。妇女皆易通晓，平日讲令明白，临时自有主张。从此天下后世，产母婴儿同登寿域，岂不快哉。予唯胎产非患也，而难产则为患。产之难，不难于既产之后，而难于未产之日及将产之时。调摄失宜，人鬼俄顷。是编也，专为难产而设，反复以言其理，辩驳以达其情。他本于应用方法多未及载，今曲遵其意而扩充之。既产后亲病，次第疏明，随证附方，抑达生者之一助云。

卷之五

生育门

临 产

《金鉴》曰：妊娠月足临产，腹内如觉动转疼痛，须要安详，莫自慌乱，舒体仰卧，时时缓步，使儿身转正，静以待之，至其生育之时，自然顺生，不用忙也。

《达生编》六字真言：一曰睡，二曰忍痛，三曰慢临盆。

初觉腹疼，先自家拿稳主意。要晓得此是人生必然之理，极容易之事，不必惊慌。但看疼一阵不了又疼，一连五七阵，渐疼渐紧，此是要生，方可与人说知，以便伺候。若疼得慢则是试疼，只管安眠稳食，不可乱动，此处极要留心着意，乃是第一关头，不可忽略。若误认作正产，胡乱临盆，则错到底矣。

此时第一要，忍痛为主。不问是试疼，是生产，忍住痛，照常吃饭睡觉，疼得极熟，自然易生。且试痛与正生亦要疼久，看其紧慢，方辨得清。千万不可轻易临盆坐草，揉腰擦肚。立要稳立，坐要正坐，不可将身左右摆扭。须知此处要自家做主，他人代替不得也。

此时要养神惜力为主。能上床安睡，闭目养神最好，若不能睡，暂时起来，或扶人缓行，或倚桌站立片时，疼若稍缓，又上床睡，总以睡为妙法，但宜平枕仰睡，使腹中宽舒，小儿易于转动，且大人安睡，小儿亦是睡下，转身更不费力。盖大人宜惜力，小儿亦宜惜力，以待临时用之。

无论迟早，切不可轻易临盆用力，切不可听稳婆说儿已打倒，儿头在此，以致临盆用力早了，尽误大事，此乃天地自然之理。若当其时，孩儿自会钻出，何须着急。因恐小儿力薄，先前转身时用多了气力，及到产门不能挣出，则宜顺正身子，稍用力一阵助之，则脱然而下。盖此时瓜熟蒂落，气血两分，浑身骨节一时俱开，水到渠成，不容勉强，及至生下，即产母亦莫知其然而然矣。

安置产室

产室之内，四时俱要寒温适中，若太热太寒，均不相宜。夏月必须清凉，四角各贮冷水一盆，以收炎热，免致产母中暑晕迷。倘有其事，不妨少与凉水以解之。冬月必须温暖，当多备火炉，使产母腰背下身就火烘之，勿令寒冷，以致血凝难产。此临产之家及医师皆当知之者也。

《达生编》曰：产室之中，只用老成妇女二三人在房伺候，一切亲眷俱用婉言谢却，勿令入房。夏月更不宜多人，恐热气壅盛致产母烦躁发晕也。

择收生婆

临产之家，必用收生婆，需预择老成历练、明白经事之人，只要在旁静坐，无故切勿令其先使手法，如试水、探浆等事。但嘱令宽心宁耐，以待当生之时可也。

或问：稳婆不必用乎？曰：既有此辈，亦不得不用，用之亦可壮胆，但要我用他，不可他用我，全凭自家做主，不可听命于彼耳。大约此等人多好事喜功，不明道理，一进门来，不问迟早，不问生熟，便令坐草用力，一定说孩儿头已在此，或揉腰擦肚，或手入产门探摸，多致损伤，总以见他功劳，不肯安静。更有一等狡恶之妇，借此居奇罔利^①，祸不忍言矣。

按：吴越谓之稳婆，江淮谓之收生婆，徽宁谓之接生婆。详其收接二字之义，因其年老惯熟，令之接儿落地，收儿上床耳，原非要他动手动脚也。

惊 生

产室之内不可多人，人多则语声喧哗，产母之心必惊，惊则气怯，至临产时困乏昏迷，号曰惊生。有如此者，急须唤出闲人，只留服役数人，使寂静而无嘈杂之声，烧红白石子或煤炭火放钵内，醋与酒淬湿，以其气就鼻熏之，扶卧片时，则母心始安，胎亦宁，顺时至自生矣。

试 胎

妊娠八九个月，时或腹中痛，痛定仍然如常者，此名试胎。盖此时手足五官俱备而跃跃欲试，故或手足动弹，或身体反侧，初则腹中大痛，渐痛渐慢，痛定仍如常。古法以养血安胎为主，切忌妄动。然亦有因孕母腹中有火，及感寒、伤食、劳力闪挫致胎动不安者，当详审其所因而治之。治法见四卷安胎要方。

弄 胎

妊娠月数已足，腹中疼痛，时作时止，而腰不痛者，此名弄胎。盖此时形体具足，待时而生，生发之机勃勃不可遏，故不时戏弄于胞中，其痛或作或止，腰不胀痛，指节不跳，与正产迥别。切勿躁扰疑惑，误作正产，临盆用力，或揉腰擦肚，逼胎下堕，酿成横生倒产之患矣。惟宜宁静，以待其时，只安眠稳食，将息数日，自然安静，或服安胎之剂，时至自然顺生。

或问：何以知其试痛？曰：只看痛法。一阵紧一阵，腰渐

---

① 罔利：犹渔利。语本《孟子·公孙丑下》："以左右望而罔市利。"

疼，指节跳，脉离经，胞水大来，谷道迸起，目喷金花，方是正产。若乍痛乍止，一阵慢一阵，而无腰疼节跳等症，则是试胎、弄胎。安眠稳食，一二日自愈，或服安胎药。

或问：伤食受寒，何以辨之？曰：伤食者，当脐而痛，手按之则痛甚，或脐旁有一硬块。寒痛多在脐下，绵绵而痛，不增不减，热手按之而稍缓也。二者当随证调治，见前四卷安胎要方。

或问：将试痛认作正生，轻易临盆固误大事。倘将正生认作试痛，以致过时，得毋有害乎？曰：无害也。只要照常吃饭，忍痛安睡，养息气力，调正身体。果当其时，交骨自开，孩儿自会钻出。纵或过时，不过落在裤中，生在床上而已，有何害哉。

坐　草

凡产妇坐草，最要及时，不可太早。若儿身未顺，宁可迟迟宽心以待。倘坐草太早，非正产之时，妄使产母用力，往往逼胎不正，遂至横倒，悔无及矣。

或问：坐草太早，妄用气力为害。如此但不知坐草迟了，可不妨否？曰：不妨。若果当其时，虽不坐草临盆，只要顺正身子，忍痛安卧，孩儿必无不出之理。然或偶有不出者，则是小儿转身时用过了力。虽已坐草，还要扶母上床安睡，使小儿在腹中亦安睡，而无倒悬之苦，歇力片时自生矣。

临　盆

凡儿之生自有其时，时至则儿身转顺，头顶正当产门，胞浆大来，腰重腹痛，谷道挺进，产母中指中节或本节跳动。此方为正产之时，方可临盆，顺着身子用力送下。

薛立斋曰：欲产之时，儿先转动，即当正身仰睡，频进饮食，忍痛勿忙，待儿转身向下，腰必重坠，粪门胀急，试捏产母手中指节或本节跳动，方可临盆。切忌太早，却不妨迟。

脉　诀

欲产之妇脉离经，沉细而滑也同名，夜半觉痛应分诞，来朝日午定知生。离经者，谓离乎经常之脉也。盖胎动于中，脉乱于外，势所必然也。大抵脉未离经，腰不重痛，谷道不胀，渐痛渐慢者，必是试疼、弄胎，切忌临盆用力，逼胎横倒。正产者，自有天然时候，渐痛渐紧，儿身转顺，头顶正当产门，则浑身骨节疏解，交骨自开，胸前陷下，腰重异常，大小便急，目中金花炮溅，此时临盆用力送下，母子分张而无难矣。

交骨不开

产妇交骨不开，有因气血不足者，有因初次胎产者，二者均宜开骨散通其阴气。立斋曰：交骨不开阴气虚也，宜服加味芎归汤。

开骨散

当归一两　川芎六钱　醋炙龟板打碎，五钱　头发一团如鸡子大，瓦焙存性

煎服，片时自开，不效再服。此方亦催生，能下死胎。

盘肠生

临产之时，肠先拖出，及儿生下肠仍不收者，切勿惊慌，外用软帛兜住，取蓖麻仁五六十粒，捣烂贴其顶心，包裹良久，肠收入时随即取去。内服补中益气汤、八珍汤、十全大补汤，俱重用酒炒升麻以升补之。

或问：盘肠生是何缘故？曰：是先前乱用力之过。盖因平

日气虚，临产不能忍痛，辄用力努挣，致浑身气血下注，肠随胎下，一次如此，下次路熟又复如此。若能安眠稔食，忍痛待时，何得有此怪异。

按：一有肠下久不得收者，须用软绢兜起，随身系住，扶母高枕仰卧，频进升补汤药，顶贴蓖麻胶，外用滚汤调麻油时时润之以防燥硬。只要谨避风寒湿热，虽久亦无妨也。余治见下衣附法。

正　产

正产者，乃天地自然之理也。不假人力，不俟外求。盖儿端坐胞中，盘手盘足静以待时。时至气化，则手足展舒，垂头向下，缓缓转身，或有偏倚，自知调顺，头顶产门，脱然而出，何须产母用力哉？然而腹中窄狭，打转身时或用过了力，及顶产门，关口更狭，无力挣出，此际临盆，顺正身体，先提起气往下一逼，自然顺生。用力少而见功多，道有固然也。

或问：有一痛便生，令人措手不及者，此又何也？曰：此乃正理，何足为异。盖胎气已足，应时而生，人人皆是如此，皆各有此一时候，只要忍耐得住，等待此一时耳。且夫忍痛、慢临盆二法，其妙无穷也。尝试观妇人私产之卒无产难者，岂真有神灵拥护哉？总由胎起于私，怕人知觉，只得极力忍痛，痛到没奈何，胎自脱然而出，何尝有临盆坐草之纷纷多事也哉。

催生门

难　产

难产之由，非只一端，治亦各别。如胎前喜安逸，不耐劳碌，过贪眠睡，致气滞难产者，用三合济生汤。若临产惊恐气怯，或用力太早，困乏难产者，均用加味芎归汤。或胞伤血出，血壅产路，阻滞不下者，用佛手散及加味四物汤。如胞浆破早，浆血干枯，胎涸不下者，用加味芎归汤及济阴油蜜煎。若难产数日不下，或胎死腹中，或胞衣不下，用陈氏脱花煎，随证加味。有因母病伤寒之后，热毒伤胎，或素犯房劳，欲火伤胎，或贪食辛热，火毒伤胎，或曾跌仆闪挫，损动其胎，皆令临产艰难，总以佛手散为主，审其所因，加味治之。诸方载后。

凡遇天气寒冷，最喜拥被仰卧，宽心忍痛，时至自生。若临盆太早，脱衣久待，则感寒受冻，血凝难产。需扶产母安睡，房中添火，前后烘之。服三合济生汤，或切碎葱白和煮鸡鸭蛋及豆油皮，频频与服。

凡遇暑热熏蒸房中，需贮井水数盆，以收暑气。勿令多人在房嘈杂，以致血沸，昏迷难产。倘有此症，需扶静睡，研灶心土，白汤调下三五钱。或服六一散，频烧旧漆物、油伞衣以熏之。

横 产

此因产母不能忍痛安睡，临盆太早，错用气力之过。盖儿打转身时腹中掀痛，切记忍痛，等他自己调正身子，及头顶产门，交骨自开，方临盆为妙。若不等儿调正，遂尔临盆用力一逼，逼儿横了，或露手露臂，身子横斜，卡住不出。急扶产母忍痛仰卧，勉进饮食，如人参、燕窝、鸡鸭肚肺煮汁去油，频频热服，养息气力。令轻巧稳婆将儿手顺其骨节从容端入，随把儿身推上，罗而正之。劝产母宽心饮食，或服加味芎归汤。待儿气力复还，慢慢调正，只看头顶产门，方用力送下。

倒 产

倒产者，儿在胞中不会打转筋斗，两足蹬破胞衣，踏地而生也。其故有二：有因胎气不足，关键不牢，胞蒂系于脾，一到产时，蒂先脱落，坠作一团，儿身无所凭借，不得打转向下，以故蹬破胞衣，踏地而生，久病弱妇或有之；有因急性轻率，不能忍痛，当腹中痛一阵紧一阵时，儿将垂头打倒，便去临盆用力一逼，逼住儿身不能打转向下，儿被闷住，两脚下蹬，以故胞破直下，先露其足。急需扶母宽心仰睡，忍痛进食。令稳婆将儿足轻轻托入，端正儿身，渐渐推上。叮嘱产母再莫胡乱用力，应用药饵频频与服。养息数时，儿力平复，自能重新打转，转动良久，直待头顶产门，方用力送下。

按：横生倒产，只要轻巧托入，端正儿身，一味忍痛仰睡，宽心饮食，将息数日，气力复完，重新转动，自然顺生。若延日久，胎不转动，胞浆已涸，无血养胎，致胎死者，舌必青黑，腹必冰冷，当按四卷胎死腹中治之。

怪 产

庞安时治一妇，七日而产不下，百治不效。安令煎葱汤温洗其腰腹，亲为上下扪摩，时孕妇忽觉肠间隐痛，呻吟间生一男，齐家惊喜，莫知所因。安曰：儿已出胞，因一手误抓执母肠不能放脱，吾细摩儿手所在，随针其虎口，痛即缩手，手脱而生，无他术也。视儿虎口，针迹宛然。

又治产妇数日不下，服催生药罔效。安曰：此因坐草太早，心怀忧惧，气结不行，专补无益。因与紫苏饮，服后即产。盖恐则气下，精神虚怯，怯则上焦闭，闭则气逆，逆则下焦胀，气乃不行。此方行气散滞，故亦催生。

一妇临产，儿手伸出，稳婆不能托入，齐家张皇。函斋闻之恻然，配大剂加味芎归汤与母频服，峻补阴气。另教稳婆，顺儿节骨徐徐托入，随令产母吸气上提，即将儿身端正，再服前汤，隔日产下一儿。

一妇冬月生产，数日不下，下体甚冷，腹尚微热。医曰：

其胎尚好，但感寒血凝气滞耳。令将棉裙厚围其腰，捣碎生葱、生姜、苏叶、橘叶，煎汤一盆，中安小凳，待可下手时，前后烧火二盆，方抱孕妇坐凳上，用棉蘸洗下体，扶上床中，拥被仰卧良久，气温血行，在床产下一男。

一有用力太早，水衣先破，被风吹袭，致产户肿胀，干涩狭小，碍产难出者。浓煎紫苏葱白汤熏洗，再用麻油、白蜜等分和匀，坐滚汤中，频频涂抹产门。内服加味芎归汤，静卧良久，自然顺生。

亦有脐带绊住儿肩，虽露头顶，身子不下，在内动弹者。扶母仰睡，慢慢推儿往上，以两指探摸儿肩，轻轻刮下脐带，随即端正，扶母临盆自生。

亦或生路未顺，儿头偏挂腿畔，或直抵谷道，或不及打倒，踏地而生，或卡在产门，偏倚不正。此皆不能忍痛，临盆太早，乱用气力之过。既到此时，只要安慰产母宽心仰睡，频进饮食。令轻巧稳婆，如法托之、推之、端之、罗之，直待小儿气力平复，自然转顺，寻着门路而出，不用忙也。

催生方法

陈无择曰：临产有八候，脐腹急痛，腰间重坠，眼中出火，粪门挺进，产户燃肿，两手中指筋节跳动，胞水或血俱下，六脉忽离经常，方是正产之时。苟能顺正身体，忍痛安眠，及头顶产门，方临盆用力，自然顺生，可无事催生药饵。然或产母气血虚弱，则当审其而用之。倘八候未备，虽腹痛一二日，法只宜安，催生药饵不可猝用。

朱丹溪曰：催生只用佛手散，最稳当又效捷。

按：诸书所载鼠兔二丸，大耗气而兼损血。古方回生丹，大破血而兼损气。夫临产百脉解散，气血俱亏，用香窜耗散之品，虽取快于一时，而贻害将来者不浅矣，故兹不录入。回生丹见六卷产后痈疽。

佛手散

酒洗当归一两　川芎五钱

切片，水煎温服，催生保产神效。如横生、倒产、子死腹中者，加炒枯黑豆一合，童便一杯煎服。

加味芎归汤　通治产难，数日不下，及交骨不开，横生倒产，诸般怪症。

当归五钱　川芎三钱　醋炙龟板打碎，三钱　烧头发灰存性，一钱

水煎服。

三合济生汤　主治难产，因滞气血凝，日久不下，并治弄胎、试痛等症。

当归三钱　川芎钱半　面炒枳壳　酒炒香附　大腹毛　苏梗叶各一钱　甘草六分

又方：加白芷。时当正产，服此立生；若系弄胎，服此立安。

加味四物汤　治胞浆先已大来，其胎干涸阻滞不得下。

当归　熟地各四钱　川芎　炒芍　生阿胶片各二钱　白蜜半杯

水煎浓汤，顿服。

济阴油蜜煎　治胞胎破早，浆血先来，致胎干涸不得下。

麻油　白蜜　童便各一杯

和匀入小锅内，煎三五滚，吹去浮沫，调滑石末三钱服。

陈氏脱花煎　治难产数日不下，服此立生。并治胎死腹中及胞衣不下。

当归五钱　川芎三钱　牛膝　车前子各钱半　桂心一钱

酒一杯兑煎服。若下死胎、下胞衣，用童便和酒煎熟，临

服调入朴硝一钱，趁热服下。

生产神效方

当归　川芎各钱半　酒洗菟丝子　去心川贝母　酒炒白芍
生黄芪各一钱　姜炒厚朴　面炒枳壳　醋炒艾叶　羌活　芥穗
甘草各五分　生姜三片

水煎温服。此方治难产不下，并治横生、倒产，屡试屡效。

一方：治胎干不下。细切豆油皮半碗，熟麻油半杯，水二
碗，和匀同煮至汤一碗，顿服。或用熟麻油和水煎鸡蛋服，或
服鸡汤，肚肺汤。

一方：夏月催生用。冬蜜一杯，滚汤冲化，顿服。胞衣来
迟，再进一服。或打开生鸡蛋，令产母吞之。或酒调灶心土，
取汁与服。

一方：寒月催生用。桂心研极细，酒调下一二钱。体弱用
佛手散，内加桂心。或切细葱白和豆豉，煮化鸡蛋，连汤服。

按：妇人临产，最喜饮食强健。若胃弱食少，在富贵者，可办人参、燕
窝。而贫贱之家，亦须熟煮鸡鸭肚肺，去油取汤，频频与服。或麻油煮豆油
皮、葱白煮鸡蛋、米煮粥，皆能养精血生气力，临产之家需当预备。

产后门

胞衣不下

《金鉴》曰：胞衣不下者，或因初产用力困乏，风冷相干，
致血瘀凝。或因下血过多，血枯产路干涩。或血入胞衣，胀满
疼痛，皆令胞衣不下，均当用。

夺命散

真血竭① 净没药等分②。研极细末

才产下时，便用童便和酒各一盏，入小罐煎一二滚，调末二钱服之。良久再服，胞衣自下。

此散神妙之至。凡新产时胞衣虽下，皆宜照法调服二三次，其恶血自然下行，免致上攻心胸，胀满喘急，且能消除百病。

《济阴》曰：临产时，宜谕令稳婆随胎取下，倘急切不下，须安慰产母，毋得惊恐。盖恐则气怯，衣愈难下，只管断脐，将儿包裹，随将所垂带头用麻绳扎紧，系一小小物件。扶母宽心坐卧，切勿急躁。所有方法，听其施用。虽延日久，亦无害也，只要先服夺命散。

保生无忧散 治胞衣不下，其腹又不胀痛。此因元气虚不能送出也。

当归 川芎 葳蕤各二钱 炒芍 炙草各一钱 炒枳壳 头发灰 木香 乳香各五分

煎熟，酒少许兑服。若气滞胀痛，服脱花煎。见催生门。

加味佛手散 治气血虚寒，衣停不下。

当归 川芎各五钱 桂心三钱

煎汤顿服。或炒枯黑豆，淬酒频服。或烧红称锤，淬水酒兑服。

黑神散 治胞衣不下，腹中胀痛。凡恶血上攻，胎死腹中，寒月血滞，皆用此方。

熟地 归尾 赤芍 炒蒲黄 炮黑姜 桂心 甘草各一钱

---

① 真血竭：木活字本此药前有"酒浸略炒"四字。
② 净没药等分：木活字本作"制没药各二钱，共"。

炒枯黑豆一合

酒和童便煎服。一方内加生地。

按：行血当用生蒲黄。

附：古黑神散

百草霜　白芷等分研末

每用二钱，童便和醋少许煎滚，调末服之。主治横生逆产及胎前产后崩漏等症，系止血而非行血。

济阴方　治夏月胞衣不下，胀痛喘急。服此，衣自腐化，亦下死胎。

当归　生地各三钱　川芎　蒲黄　牛膝　朴硝各钱半　桂心一钱

水煎，童便兑服。

下衣附法

花蕊石散　治胞衣不下及胎死腹中。凡产后败血攻心，胀痛喘急等症。

花蕊石一两　石硫黄四两

共研细，入小罐内，瓦片封口，外用盐泥固济，阴干，放炭火上，煅令通红住火，隔一夜取出，再研筛末，磁瓶收贮，每用二钱，酒水调服。夹热者勿多服。

简便方　治胞衣不下，并落死胎。

蓖麻仁六十粒

捣如泥，作二饼，贴两足心，包裹良久，胎衣下时，随即取去，恐连肠拔出也。

一方：炒枯黑豆，醋煮浓汤，顿服。

一方：搅化鸡蛋，醋煮食之。

一方：血气瘀滞，酒煎红花，顿服。

一方：磨京墨半杯，热酒冲服。

一方：将本妇头发刺入喉中，作呕立下。

治盘肠生，用蓖麻仁捣贴顶心，内服补中益气汤，其法固妙。然亦有肠滑旋收旋下者，当更用黄芪煎浓汁，浸肠片时，扶母仰卧，令稳婆香油涂手托其肠，缓缓凑入，外以衣裙堵住产门，切莫胡乱用力。药内重加酒炒升麻，频服自愈。亦有临产努力，致膀胱坠下不收，亦如前法治之。

临产时稳婆不谨，误将膀胱作水衣扯破，淋漓肿痛，小腹必胀，小便长流。需煎大剂八珍汤，另煮烂猪尿胞，捣膏调药顿服，服后切忌笑言。

临产损伤尿胞，或终日不小便，或淋漓不断。用生丝黄绢二两剪碎，又研白牡丹皮、白及末，同绢尽煮稀烂如汤，作二次服，戒勿作声。古云：作声其方不效。

若产后拖出小肠，此系胞胎之余带，听之勿治，数日带自枯落。

《达生编》谓：胞衣不下，总是临盆早用力之过。盖当正产时，骨节自开，壮者数日而合，怯者弥月而合。今不待其自开而强用力，以挣开之故，胎出而骨眼随闭，以致胞出不及。此时只管断脐，用麻绳紧紧缚住，带头上系一小物，随进应用方药，过三五日，衣自萎缩干小而下矣。

产门不闭

八珍汤　治新产血气不足，玉门不闭而不肿痛者。

人参如无，以蜜蒸藏菝代　土炒白术　茯苓　当归　熟地　川芎　炒芍各二钱　炙草一钱

姜、枣引。

十全大补汤　即八珍内加蜜炙黄芪钱半，肉桂五分。治气

血虚极，真阴内竭，虚阳外鼓，玉门不闭。加蜜芪以助阳固表，加肉桂以引火归元。

归脾汤 治劳伤心脾，怔忡盗汗，发热体倦，食少不眠，玉门不闭。

人参 炙术 蜜芪 茯神 炒研枣仁 龙眼肉 当归各钱半
远志肉 炙草各一钱 木香五分

姜、枣引。

产门肿痛

甘草汤 治因初产伤重，玉门肿痛。

甘草四两

浓煎汤，频以软绵蘸洗阴户，内服八珍汤。

逍遥散 治血虚肝燥，潮热口干，玉门肿痛。

柴胡 酒洗当归 酒炒白芍 土炒白术 茯苓各钱半 炙草
一钱 薄荷五分 煨姜三片

若因怒气伤肝，血少目暗，内有郁火者，加丹皮、栀仁，名八味逍遥散。

龙胆泻肝汤 治产妇壮实，肝胆二经湿热为病，胁痛耳聋，胆溢口苦，筋痿阴汗，玉门不闭。

酒炒胆草 酒炒黄芩 酒炒栀子 酒洗当归 酒洗生地
车前子 木通 泽泻 柴胡 甘草

东垣去黄芩、栀子、甘草，治阴痒燥臭。

治产后风湿袭入阴内，肿坠冷痛。老葱一把，捣碎炒热，布包腾熨之。

治子宫内痛。五倍子三钱，枯矾钱半为末，缝三角囊贮末，纳入阴中。

治肿痛不消。蛇床子煎汤洗数次，研乳香末三钱，葱白七寸，同捣如胶，涂抹肿处，数次立愈。余法见六卷外科门。

简便方 治新产玉门不闭，或阴户突出，因里虚冷湿外干者。

石硫黄研末　菟丝子　吴萸各三钱　蛇床子五钱

煎汤熏洗，数次愈。

恶露不下

失笑散 治风冷相干，气血凝滞，恶露不行，腹中胀痛，或心包络痛，或死血痛。

生蒲黄　五灵脂等分，晒干为末

每用二钱，醋调成膏，滚汤冲化服。若不见效，再服花蕊石散，见上下衣附法。

圣愈汤 治临产去血过多，无血不行，腹必不痛，面色黄白，宜补而行之。

蜜芪　当归　熟地　川芎　炒芍各二钱　人参用蜜蒸葳蕤三钱代①

理中汤 治临产过服峻厉药，恶露随下而阳气复伤，好以手抚②其腹，时或昏愦，法宜温补。

人参　炙术　干姜　炙草

内加桂心。

济阴方 治恶露不下，心、脐、少腹大痛不止。

当归　酒芍　川芎　元胡各二钱　丹皮　蒲黄　五灵脂　白芷　桂心各一钱　没药末八分

临服兑童便。

广济方 治恶露不行，攻冲作痛，形气实者。

卷
之
五

一
九
五

---

① 人参……三钱代：木活字本作"蜜蒸葳蕤三钱"。

② 抚：古同"抚"，安抚，抚慰。

当归　生地　丹皮　牛膝各二钱　炒芍　蒲黄　桂心　酒炒大黄各一钱

酒引。余见后治血气痛方。

《达生编》曰：产后药饵，各处不同。或服红砂糖山楂肉汤，或胡椒汤、吴萸汤，或服佛手散、返魂丹，总莫妙于滚酒兑童便，多服无碍。

生化汤　治产后恶血不行，心腹胀痛。凡新产时，不论有无腹痛，皆当预服二三剂，能除诸病。

当归六钱　川芎四钱　炮黑姜一钱，夏月减半　炙草五分　去皮尖研桃仁七粒

童便和水各半，煎服。

若恶血已行，腹不胀痛，去桃仁，加丹参钱半，多服最妙。

恶露不绝

十全大补汤　见上。治产后恶露淋漓，日久不断，血色浅淡，气腥清稀。此因冲任虚损，血不收摄，服此补而固之。

佛手散　见上催生。治瘀行不尽，随化随行，血色污浊气臭，宜补而行之。

归脾汤　见产门不闭。治脾虚不能摄血，血色淡红，淋漓不尽。

逍遥散　见产门肿痛。治肝燥血虚不能收藏，或因郁怒频下不止。

六君子汤　治虚有痰，脾不统血，淋漓不断，腹或鼓胀。

人参　炙白术　茯苓各二钱　炙草　陈皮　法半研。各一钱　生姜三片　红枣二枚

补中益气汤　治中气虚不能摄血，淋漓不断，气或下陷。

人参　炙白术　酒洗当归各钱半　蜜芪三钱　炙草　陈皮

酒炒升麻各一钱　柴胡五分

姜、枣引。

加减法见二卷种子门。

六味地黄汤　治肝肾不足，真阴亏损，腰痛足酸，恶露不绝。

熟地四钱　炒淮药　枣皮各二钱　茯苓　丹皮　泽泻各钱半

日三服。

加味四物汤　治恶露日久不绝，或如豆汁，或带紫黑。

当归　生地　熟地　炒芍　川芎　炒阿胶各钱半　白芷　黑姜　炒蒲黄　小蓟根各一钱

豆淋酒　治恶露不绝兼有水气。

炒焦黑豆一升，趁热淬入酒中，谨封罐口，每日随意饮二三次。余详后血崩蓄血门。

辨气脱血晕

临产之时，胞胎既下，气血俱亏，忽然眼黑头晕，神昏口噤，不省人事。古人多云恶露乘虚上攻，指为血晕，而不言气脱、气闭二症。今特辨明之。

气脱

此因产时血已大下，气亦随脱，猝然昏死。轻者少刻即苏，重者奄奄待毙。但察其脉症，眼闭口张，手撒肢冷，脉微细或浮散，乃是气脱症，若误作血晕，妄用辛香逐血之剂，立危矣。治法：轻扶产母高枕仰卧，又以棉衣塞堵产门，烧红白石子，放瓦壶中，以醋淬湿，把壶嘴向口鼻间熏之，气通自醒。煎熟人参一钱，蜜芪三钱，炒米一合，姜三片，枣二枚，取汤频频灌之。无力办参者，用当归补血汤。

蜜炙黄芪一两　当归三钱

内加炒米一合同煎，徐徐灌下，但得下咽，不复吐出，此胃气未绝，易治。后服八珍等汤。

气闭之症，牙关紧急，两手握拳，此为瘀壅气闭，有余之症，法当行气活血之剂。盖气脱症，口张心绝，眼闭肝绝，遗尿肾绝，鼾声肺绝，手足不收脾绝，肢冷口鼻无温气，命门将绝也。皆因元气素亏，遇产随血而脱。以上六候，只现三四宗者，犹可挽回，只用大剂参芪等汤。

景岳回阳饮　治真元已败，气血两亡，阴阳将脱。服此能挽散失之元阳，敛乱离之阴血。

熟地五钱　当归三钱　黑姜二钱　附片钱半　人参　肉桂各一钱　红枣二枚

加酒炙鹿茸更妙。

血晕

佛手散　见前催生。治产后血晕，因恶露去少，停瘀上攻，昏迷腹痛，面唇红赤。

返魂丹　见二卷种子门。治血晕之总方。

清魂散　治因去血过多，血脱而晕，腹不作痛，面唇色白。

泽兰叶二钱　净芥穗五钱　川芎三钱　炙草　人参钱半

共研极细，酒调，每下二钱。频烧漆器、白石、煤炭、铁锤等件，醋与酒淬气，对其口鼻熏之。

愈风散　治新产血晕，四肢强直，及产后中风。

净芥穗二两

焙干研末，每用三钱，童便调湿，滚汤冲服。口噤则撬开牙齿灌之，或用童便浓煎芥穗汁，口含之，以竹管徐徐吹入鼻中，但得下咽立醒。

集成方　治临产下血太多，面唇㿠白，恍惚怔忡，腹不胀痛，眼黑头晕昏沉者。

　　蜜芪一两　当归五钱　炒米一合　姜三片　枣三枚

　　频频灌之。

　　济阴方　治停瘀上攻，昏迷不醒，心腹必先胀痛。并治老年干血气痛。

　　陈荷叶　当归　丹皮　香附各二钱　红花　蒲黄各一钱

　　酒引。

　　《大全》云：新产恶露乘虚上攻，心胸满闷，眼花头晕，口噤者，用失笑散或黑神散。若下血过多，神昏烦乱，卒然晕死，用八珍汤加芥穗、泽兰叶、益母草。

　　有痰涎壅盛，不时昏死者，用当归、川芎、芥尾、陈皮、茯苓、法半、甘草。

　　有临产劳伤，气陷昏迷，眼闭口张，四肢不收，用大剂补中益气汤。

　　寒天血晕，用四物加炮姜、桂心、炙术、陈皮、芥尾、防风。

头　痛

　　八珍汤加蔓荆子研去壳，治产后头痛，面色黄白，外无寒热身痛之表证，内无便秘烦渴之里证。此因去血过多，用此平补气血。

　　佛手散加酒炒芥穗、元胡，治停瘀上攻，头痛而兼腹痛者。

　　四物汤加酒炒芥尾二钱，治血虚头痛目眩，属阴痛甚者。

　　补中益气汤加蔓荆子、川芎，治气虚头痛，产后或感风寒者。

　　济阴方　治产后风痰头痛。

　　当归　川芎　白芷　香附各钱半　制苍术　羌活　防风　芥

尾　甘草　法半　天麻各一钱

痛甚无汗，加细辛五分；痛而有汗，去苍术，加炒芍、桂心；热痰头痛，加石膏末、倍白芷；寒厥痛甚，加白附、桂心；眉棱骨痛，加炒芥穗、白菊花、酒炒条芩；头顶痛，加藁本。

心胃痛

大岩蜜汤　治产后心胃痛，四肢厥冷，爪甲青白。此因风冷凝结，气血滞涩也，宜温而行之。

当归　熟地　赤芍各二钱　干姜　桂心　独活　炙草　炒远志肉各一钱　泡吴萸　北细辛各八分

加味二陈汤　治因饮食停滞，恶食呕吐，胃脘作痛。

陈皮　法半　茯苓　甘草　炒神曲　炒麦芽　炒研砂仁　木香引。肉滞加山楂。

玉烛散　治心胃实痛，大便硬结，小水短赤，渴欲饮冷。

当归　熟地　白芍　川芎各二钱　甘草　大黄　芒硝各一钱水煎，趁热服。

立斋曰：阳气虚寒，固用岩蜜汤温之。亦有瘀血上攻，按之痛甚者，宜先服失笑散散其瘀，瘀散仍痛者，用八珍汤加元胡、香附。凡心胃腹胁诸痛，以手按之却止者，此属虚痛，法当补养。

产妇患心痛，口噤昏愦，冷汗不止，用六君子汤加附片而愈，后服八珍数剂。

治产后恶血攻心作痛。研灶心土末，酒调服三钱。

治产后气滞心痛，炒茴香、川楝肉各二钱，盐水炒艾叶一钱，煎服立止。

腹痛

失笑散　方见上。治恶露去少，瘀壅腹痛，必畏手按，有余之痛也。

四神散　治瘀血攻，腹胀痛。

当归　川芎　赤芍　炮姜等分研末

酒调每服二钱。或服生化汤，见上恶露门。

当归建中汤　治产后去血过多，血虚腹痛却喜手按者。

当归　桂心各二钱　酒炒白芍四钱　炙草钱半

姜、枣引。

加味异功散　治伤食腹痛，恶食吐酸而作胀闷者。

人参　炙术　茯苓　陈皮各二钱　炒曲　楂肉　炙草各一钱

姜引。

香桂散　治产后风冷乘虚袭入胞中，腹常冷痛者。

当归五钱　川芎三钱　桂心二钱

木香磨汁兑服。

四物汤加芥穗、元胡、黑姜、炙术，治先发热头痛，而后腹痛喜手按者。亦有腹痛，发热烦渴，自汗便秘，当用白虎汤，方见三卷。

少腹痛

延胡索散　治产时血块未净，致少腹坚硬，小便清利，瘀血作痛者。

当归　赤芍　元胡索　生蒲黄　红花　桂心　琥珀等分

先以好醋没一宿，焙干为末，每用二钱，酒水调服。

五苓散　治产后少腹坚硬而小便不利，淋涩胀痛，属蓄水作痛者。

炙白术　茯苓　猪苓各钱半　泽泻　桂心各一钱

灯草引。或加元胡。

吴茱萸汤　治小腹坚硬，红肿闷痛。需防日久成癞疝。

当归　泡吴萸　丹皮　桂心　法半　去心麦冬各钱半　防风
茯苓　细辛　炮姜　藁本　炙草　木香各八分

温服数剂。

治血气痛方

丹溪方　治恶血攻痛，发热便秘。

炒五灵脂四钱　丹皮　没药各三钱　滑石五钱

共研末，每用二钱，炒枯黑豆，淬酒调服。

济阴方　治血气痛甚，不拘新久虚实。

当归　赤芍　元胡　丹皮　炒蒲黄　制乳香　没药等分研末

每用二钱，酒水调下。

立斋方　治产后小腹大痛，有块坚硬，小便不利，脉芤
而涩。

当归　赤芍　生地　川芎各二钱　去皮尖研桃仁七粒　元胡
红花　牛膝　车子　木通各一钱

木香磨水引。

一方：红砂糖半杯，滚汤冲服。

活血汤　治恶血不散，攻注脐腹及腰脚疼痛。

当归　赤芍　丹皮　川芎　元胡各二钱　桂心一钱

酒引。

枳实芍药散　治产后腹痛，烦满不得卧。此血郁成热，里
实之证，与虚寒疗痛不同。

烧焦枳实存性　生白芍

等分为末，水调二钱，日三服。

下瘀血汤　仲景治服前方不愈，此为热灼血干，着于脐下
而痛者。

大黄五钱　制桃仁七粒　炒研䗪虫三枚，去足炒

黄酒煎服。古方分量太重，今略裁减，然亦不可轻用。

千金方　治产后血瘀腹痛。

制桃仁十粒　赤芍　当归　川芎各二钱　甘草　炒焦干漆各
钱半

热灼血枯加大黄，里寒加桂心，用此代下瘀血汤。

和血汤　治产后阴阳不和，乍寒乍热，恶露停滞，时痛
时止。

当归　川芎　白芍　蜜蒸葳蕤各二钱　酒炒元胡钱半　炙草
炮姜　桂心各一钱

酒引。

金匮方　治产后血虚有寒，腹中暴痛。凡虚劳不足，寒疝
冷痛。

羯羊净肉一斤　当归三两　生姜五两

水煎极烂成糊，取汁作四次，空心服。

按：五积散，《济阴》治外感风寒，内停瘀血作痛，用此发汗；承气汤，
仲景治恶露未尽，热结膀胱胀痛，用此取下。要在审的脉证相当，方可用之。

胁　痛

延胡索散　见上。治产后胁痛，因气血瘀滞，干犯肝经，
痛在左边，属血者。

加味四君子汤　治产后胁痛，痛在右边，属气者。

人参　炙术　茯苓各钱半　炙草　柴胡　酒炒青皮各一钱
生姜引。或加香附。

八珍汤加桂心，治去血过多，虚损胁痛，面唇色白，脉微
而涩者。若加柴胡、丹皮、黑姜，治暴怒伤肝，两胁胀痛，或
发热恶寒，呕血而脉微弦。

干地黄汤　通治产后胁痛。

干生地　白芍各三钱　当归　蒲黄各钱半　甘草　桂心各一钱

痛甚加元胡、柴胡。瘀血攻胁胀痛，先服失笑散。若水亏肝气抑郁胁作痛者，用六味地黄汤加酒炒益智、元胡、白芍。

加减泻白散　治咳而气喘，烦热口渴胁痛者。

蜜炙桑皮　地骨皮　桔梗各钱半　炒青皮　炒芩　陈皮　甘草　知母各一钱

腰　痛

加味佛手散　治临产感受风冷，瘀血壅滞，腰痛下注，两股皆疼。

当归五钱　川芎三钱　独活　续断　牛膝　防风　桂心各钱半

姜、枣引。

四物汤加酒煮元胡，治瘀血流走腰间，刺痛不已。若兼发热加柴胡，肢冷加桂心、炮姜。余法兼详妊娠腰痛门。

六味地黄汤加盐水炒杜仲、川续断、桂心、附片，治临产去血过多，三阴经气血虚损，腰痛难转移者，日三服。

当归黄芪汤　治去血过多，腰痛身热自汗。

当归二钱　蜜芪四钱　酒炒白芍三钱　生姜三片

遍身疼痛

趁痛散　治临产去血过多，荣血不足，又外感风寒，遍身疼痛而兼表者。

当归　黄芪　炙术　独活　续断　牛膝　桂心　炙草等分　姜三片　薤白三个

四物汤加秦艽、红花、没药、桃仁，酒引，治遍身胀痛，面唇紫色，此因停瘀作痛也。若以手按之而痛甚，则是血滞，四物加黑姜、红花、泽兰叶。

八珍汤加黑姜，治身痛按之稍缓，属血虚者。

补中益气汤加炮姜，治身痛发热，烦躁盗汗，脉洪无力，或脉浮无汗。外夹风寒者，加羌活、防风。表甚则用趁痛散，不与伤寒门同治法也。

腹中块痛

延胡索散、丹溪方　俱见少腹痛门。治新产风冷乘虚入腹，瘀血凝滞，结成坚块，攻腹作痛，速用此治之。

当归血竭丸　通治脐腹块硬，心胸痞闷。

当归　赤芍　真血竭　五灵脂　煨莪术等分

共研细，米醋糊为小丸，每用三五十丸，酒水送下。

血瘕

大七气汤　治产后块痛日久，结成血瘕，随气上下攻筑疼痛者。

煨三棱　莪术　酒炒青皮　益智仁　炙草　陈皮　藿香桔梗各一钱　木香　桂心五分

血竭散　治块痛成瘕，内热心烦，食少善忘，头独出汗。

真血竭　生蒲黄　当归　赤芍　元胡索等分

研细，每用一二钱，童便和酒煎滚调匀，日三服。

凡新产之时，旋服此散，安卧良久，再进一服，恶露自循经而下，免生百病。

寒疝

产后寒疝，亦在少腹中攻冲冷痛，乃风寒冷湿滞涩胞门，干入血室，故其病皆属厥阴肝经。

金匮羊肉汤　见上血气痛方。治疝痛，面唇黄白，气乏形虚，暴然刺痛。

吴茱萸汤　见少腹痛。治寒气滞涩，少腹卒痛，当温散其寒，不必攻也。

当归散　治疝，小腹牵引腰胁俱痛，高起胀满，便秘，脉沉迟有力，宜温而行之。形气不实者勿服。

当归　川芎　醋炙鳖甲各二钱　煨三棱　莪术　炒青皮　赤芍各一钱　泡吴萸　酒大黄　制研桃仁　桂心　木香　槟榔各五分

当归温疝汤　治产后寒疝，少腹冷痛，或阴户束紧。

当归　炒芍　附片　桂心　小茴　元胡　川楝　吴萸　茯苓　泽泻　干姜

夺命汤　通治寒疝、冲疝、奔豚、小肠气，攻脐攻心者。

泡吴萸五钱　茯苓　泽泻各三钱　桂心二钱

治奔豚气加乌药，小肠加小茴、橘核。

治奔豚气详见一卷。

产后发热

四物汤加炮姜，从阴引阳，乃为正治，治阴血暴伤，阳无所附，脉浮散而发热蒸蒸者。一方加炙术、茯苓、沙参。虚烦加茯神、远志。

当归补血汤　见前气脱门。治产后肌热，面赤烦渴引饮，脉大而虚。

参附汤

人参　炮附子　炮姜各三钱　枣五枚

治临产阴血暴脱，孤阳外越，发热肢冷，六脉空浮者。救迟则大汗大喘，阳气脱矣。无参倍用蜜芪。

丹溪方　治诸虚发热。

蜜芪　炙术　人参　当归　川芎　茯苓　陈皮　炙草　姜　枣

热甚加黑姜。凡阴虚生内热，脉微弱者宜之。

八珍汤加黑姜，治产后气血两虚，发热困乏者。虚甚用十全大补汤。

逍遥散　见前恶露门。加干葛、麦冬、川芎、炒芩、乌梅，治产后发热，口渴引饮，唇裂生疮者。凡发热口苦胁痛，正用本方。

生化汤　见前恶露门。治瘀血发热，腹中胀痛。

四物汤加葱白、柴胡、生姜、豆豉，治产后外感风寒，脉浮发热，头痛恶寒等症。虽属外感，要不可作伤寒治。

四君汤加陈皮、黑姜，治倦怠嗜卧，气伤发热，呕吐胀闷，伤食发热，再加法半、砂仁、炒曲。治脾虚不能化食，停食发热，或加楂肉、炒朴。

发热恶寒

更生散　治产后外感风寒，脉浮头痛，身既壮热而又时时畏寒者。

人参以玉竹代　芥穗各三钱　当归　川芎　熟地各二钱　炮姜一钱

葱白引。

加减方　治产后阴阳相乖，荣卫不调，乍然寒乍然热，寒热无定者。

蜜蒸葳蕤三钱　当归　川芎　炒芍各二钱　炙草　炮姜各一钱

枣引。

柴胡四物汤　治血气虚损，阴阳不和，寒去热来，热去寒来，往来寒热者。

人参　柴胡各二钱　当归　川芎　炒芍　熟地　炒苓　法半
各钱半　炙草一钱　姜　枣

生化汤加柴胡、楂肉、红花、丹参、炒神曲，治败血不散
及饮食停滞，或先寒后热，或先热后寒，一定不移，至其时而
即作，所谓寒热似疟者。

大调经散　治寒热似疟，因败血凝滞，或腹痛胀肿者。

炒黑豆　茯苓各一两　琥珀一钱

共为细末，苏叶煎汤送下二钱，日三服。

产宝方　治憎寒壮热，因风寒外袭，口或生疮，干呕困
乏者。

独活　葛根　柴胡　条芩　防风　元参　人参　茯神　当
归　川芎　远志　炮姜

知母汤　治乍寒乍热，通身温暖，心烦胁痛，脉洪弦者。

煨知母三钱　条芩　柴胡各二钱　甘草　桂心各一钱

加减小柴胡汤　治产后往来寒热，口苦咽干，耳聋胁痛，
脉弦肝燥者。

柴胡　沙参各二钱　条芩　法半　生地各钱半　黑栀仁　炒
枳壳各一钱　薄荷叶五分　煨姜三片　红枣二枚

经云：阴虚则发热，阳虚则恶寒。虽二便秘结，犹属不足
之症，切忌发表降火之剂。寸脉微者，补中益气汤加减；尺部
弱者，六味地黄汤主之。

产后出汗

产后去血过多则阴虚，虚则阳盛，若微微自汗是荣卫调和，
忌大汗不止。

按：无因汗出为自汗，属阳虚；睡则汗出为盗汗，属阴虚。但产后统曰
自汗，总属气血两虚，不与平常同其治法。

黄芪汤 治自汗盗汗，汗出如洗，脉虚者。

蜜芪 熟地各三钱 去心麦冬 煅牡蛎 炙白术各二钱 茯苓 防风 炙草各一钱 浮小麦一合

当归六黄汤 治阴虚阳越，头上大汗，至颈而还。

当归 熟地 生地 蜜芪各二钱 川连 川柏 条芩俱炒焦。各一钱

海藏云：头上汗出至颈还，额上偏多者，盖额为六阳之所会也。由产后虚热熏蒸，阳气上越之象也。

芪附汤 治阳气脱散，大汗不止，恶寒口噤，肢冷痰涌，或吐泻，腰痛，饮食不入。

蜜炙黄芪一两 煨裂附子五钱 生姜三钱 红枣五个 或加人参

千金方 治产后受风，通身冷汗，小便不利，四肢拘急难以屈伸者。

炮附子 炒芍 桂心 炙草 葳蕤等分

姜、枣引，温服。忌食猪肉、生冷物。

产后中风

产后气血大虚中风，惟宜补养，即夹风火痰热气闭，当从末治，以十全大补汤为主，随证加味佐使之。风寒加荆、防、炮姜，火加羚羊角、炒芩。

丹溪云：产后中风，口眼㖞斜，必用大补其气血，然后治其风火痰气。当以左右手脉分其气血多少以治，不与平常治法专用发表去风也。

大凡筋脉夹寒则主挛急㖞斜；夹湿则主纵缓怯弱。若入诸脏，则先恍惚惊悸，随其所伤之脏腑筋络而生病焉。辨法见三卷妊娠中风。

愈风散　治产后中风口噤，牙关紧急，手足瘛疭，角弓反张。并治血晕症。

净芥穗　当归片

同焙干等分，研细筛末，每用三钱。炒焦黑豆，淬酒调匀，再用童便，煎滚冲化，徐徐灌之，连进数服。

云岐方　治产后中风，半身不遂，言语謇塞，恍惚不宁等症。

川独活　肉防风　当归　川芎　炒芍　元参　天麻各钱半桂心　炮姜各一钱

足膝痿软加牛膝、草薢，腹痛倍归、芍，有热加葛根，里寒加白术。

芎劳汤　治产后中风，项背强直，手足拘挛，心神恍惚等症。

川芎　当归　羚羊角末　炒研枣仁各钱半　羌活　防风　赤芍　桂心　炒研牛蒡各一钱

生姜、葱白引。四物汤加羌活、防风、姜、葱，亦治前症。

远志散　治中风恍惚，言语妄乱，烦闷不安者。

志肉　防风　当归　茯神各钱半　羚羊角末　独活　续断枣仁　麦冬各一钱　桂心　炙草各五分

四物补心汤　治中风痰、火痰，神昏颠倒。

当归　生地　酒芍　川芎　法半　茯神　桔梗　甘草　陈皮　炙术　石菖蒲　远志肉

风加荆、防，火加炒芩、麦冬。

产后痉病

产后血气不足，脏腑空虚，每多汗出，腠理不密，风邪乘虚袭入而成痉病。手三阳之脉结于颌颊，风寒侵入则口噤；阴阳经络周环于身，风寒湿侵入则项背脊骨强直，如角弓反张之状。产后患此，皆以虚论，当补正祛邪。若头摇喘促，汗出不止，两手撮空，则真气已去，邪气独留，不必治也。

陈临川曰：产后口噤，腰背强直，角弓反张，皆名曰痉。古人察其有汗为柔痉，无汗为刚痉，分阴阳而治。今《产宝》诸书，只有中风口噤一门，又有角弓反张一门，其实一也。如痉病之憎寒发热，有似伤寒，究未详言也。

八珍汤加生芪、桂心、防风、苍术，治刚痉，脉浮而数，无汗，恶寒发热者。

八珍汤加蜜芪、肉桂、防风、附子，治柔痉，脉浮有汗，不恶寒只发热者。

大豆汤　治产后痉病邪实，脉浮弦有力者可服。

炒焦黑豆一合　葛根　川独活　汉防己各二钱

酒水兑煎，频频温服。

余详三卷妊娠痉门。

瘛疭抽搐

产后失血太多，阳气湿盛，筋无所养，遂至瘛疭抽搐，发热恶寒，心烦口渴。不宜作风治，惟当气血养补，用八珍汤加钩藤勾、丹皮、续断、生地，有寒加桂枝、炮姜。若抽搐无力，戴眼反折，大汗不止者凶。

产后筋挛

产后筋脉拘挛，疼痛不能舒展，俗名鸡爪风。由血液亏损，不能荣筋，又被风乘，致令筋挛疼痛也。

四物汤加柴胡、桂枝、木瓜、勾子、苡仁，治筋挛无汗。用此养荣血中兼祛外邪。若因肝燥，口苦胁痛，寒热往来，八味逍遥散。

八珍汤加蜜芪、炒阿胶、桂枝、姜、枣引。治筋挛有汗，用此大补荣血。若日久虚甚，肌肉瞤动，用十全大补汤。愈后常服地黄丸。

舒筋汤　通治筋脉拘急，因风湿气血凝滞者。

片姜黄　羌活　当归　炙草　赤芍　炙术　苡仁　海桐皮　生姜

木香汁兑服。

不　语

加味二陈汤　治产后不语，因痰热乘心，脉滑数而尿秘。

姜制半夏　酒炒川黄连　真胆星　茯苓　甘草　生姜

孤凤散　治痰气郁结，闭目不语，脉滑而实。

白矾

研末，热水每化下八分。

七珍散　治败血冲心、闷痛不语。

人参　生地　川芎　石菖蒲各钱半①　防风一钱　细辛　薄荷各五分

临服调入朱砂末三分，碎为末服亦可。

逐血补心汤　治败血侵入心肺二窍，复感风寒，壅闭不语。

当归　赤芍　川芎　芥尾　防风　苏叶　前胡　丹参　红花　胆星　甘草　桔梗　法半　茯苓　生姜

八珍汤加勾子、石菖蒲、远志肉，治气血两虚，郁冒神昏，脉微不语。

---

① 钱半：木活字本作"半钱"。

惊悸恍惚

茯神散 治产后血虚，心气不守，惊悸恍惚，不得安宁。

茯神一两　当归　生地各二两　桂心五钱　蜜芪　赤芍各三钱
人参　牛膝　琥珀　龙齿各二钱

共研极细，白汤每下三钱，日三服。

加味归脾汤 治因忧愁思虑，心脾受伤，恍惚悸动。

人参　蜜芪　炙术　茯神　当归　圆肉　远志肉　炒枣仁
各一钱　炙草　木香各五分

同煎，另研煅龙齿、朱砂末各五分，作二次兑服。若因郁
怒伤肝，加柴胡、丹皮。

加味四物汤 治产后心悸恍惚者。

当归　熟地　炒芍　川芎　茯神各二钱　远志肉　炒枣仁各
一钱　桂心五分

千金方 治产后心悸，言语错乱者。

茯神三钱　炒芍二钱　当归　桂心　甘草　去心麦冬各一钱
姜、枣引。烦闷加羚羊角末钱半，去枣。

经效方 治产后心虚悸动而兼烦躁。

茯神　当归　炒芍　沙参　炒研枣仁　去心麦冬各钱半　甘
草　炒条芩　白鲜皮各一钱　红枣二枚

发狂见鬼　谵言妄语

小调经散 治产后败血冲心，狂乱见鬼，言语谵妄。

当归　白芍　桂心　净没药　真琥珀各一钱　北细辛　上麝
各五分

共研极细，每用五分，酒磨姜汁调匀，滚汤冲服。

妙香散 治产后心血虚乏，神不守舍，谵言闷乱。

远志肉　炒山药　蜜黄芪　茯苓　茯神各五钱　人参　桔梗　炙草各三钱　木香五分　辰砂二钱

共研细末，另研麝香末五分兑匀，每服二钱，煎当归汤调，日三服。

白金丸　治产后败血攻心，癫狂妄语。凡瘀血顽痰，闭迷心窍，形气实者宜之。

川郁金七钱　白矾三钱

同研极细，米粥糊丸梧子大，白汤送下二三十丸。或呕或利自愈。

经验方　治产后癫狂夹风邪痰饮，脉虚浮滑者。

蜜蒸葳蕤　净志肉　炒淮药　茯神　川芎　麦冬　天麻各钱半　僵蚕　法半　胆星　石菖蒲各一钱　白附子　细辛各五分

生姜、葱白引。

八珍汤加志肉、茯神，治神昏狂乱；兼发热恶寒者，加炮姜、柴胡；狂妄痰壅，加法半、胆星、石菖蒲。

产后浮肿

枳术汤　治产后轻度浮肿，心胸胀满。由素有水饮所作，乃属气分也。

麦炒枳实一两　土炒白术二两　生姜皮五钱

煎汤频频服。

茯苓导水汤　治产后浮肿，喘满咳嗽，小水不利，则为水肿病。

茯苓　猪苓　陈皮　炙术　泽泻　木瓜　苏叶　伏毛　炒桑皮　研砂仁各一钱　槟榔　木香各五分

姜引。胀甚加枳壳，喘加葶苈子，脚肿胀加防己。

小调中汤　治产后浮肿，皮如熟李，或遍身青肿者，乃属血分。

炙白术　茯苓　当归各钱半　白芍　陈皮各一钱

熬汤，作二次调服。

小调经散　见前发狂见鬼。日二服，此法治血分浮肿最妙。

陈无择曰：产后浮肿，有自怀妊肿起至产后不退者，亦有产后失调理，外感风湿寒暑，内伤喜怒忧惊，血与气搏，留滞经络，当分血分、气分治之。

加味吴黄汤　治脏气素虚，宿夹风冷，产后复感寒邪，致身面虚浮，恶寒颤栗，或吐泻干呕，腹胁痛，食少困倦，肢冷吐涎。

泡吴萸二钱　干姜　桂心　防风　细辛　当归　丹皮　赤茯法半　桔梗　藿香　甘草各一钱

洁古七圣丸　治产后风寒在表，浮肿胀满，大小便秘，脉浮气实者。

去皮郁李仁　羌活各五钱　川芎　肉桂　槟榔　木香　酒蒸大黄各二钱五分

共晒研极细，蜜为小丸，每用五六分，白汤送下，空心日二服。如浮肿至膝喘嗽者，倍木香、槟榔；前头痛昏冒倍羌活、川芎；若系肾虚浮肿，腰膝冷重，喘胀便秘，用金匮肾气汤，即六味地黄汤加肉桂、附片、牛膝、车前子。

产后脚气

《大全》云：产后血虚生热，复因春夏取凉过多，湿气上蒸，足履之著为脚气，其症热闷掣疭，心烦惊悸，呕吐气逆。平常治法有干湿之分，产后须用

独活寄生汤　治产后干湿脚气，扶正祛邪之要方。

川独活　川续断　炒杜仲　北细辛　秦艽　防风　牛膝

桂心　当归　炒芍　熟地　川芎　人参　茯苓　炙草等分
姜　枣

服数剂不效者，可用大防风汤。

防风　羌活　附子　桂心　杜仲　牛膝　炙术　人参　蜜
芪　炒芍各一钱　川芎　熟地　当归　茯苓各钱半　炙草五分
姜、枣引。

当归拈痛汤　治产后湿热脚气，寒热往来，状类伤寒，两腿胫膝肿痛如火而脉虚。

当归　羌活　防风　升麻　葛根　炙草　制苍术　白术
炒苦参　条芩　炒知母　猪苓　泽泻　人参　酒炒茵陈等分
煎服。

虚　烦

人参当归汤　治产后血虚，心烦短气。

人参　当归　熟地　白芍　去心麦冬各二钱　桂枝一钱　五味子三分

失笑散　治败血冲心，心烦不安。

五灵脂　生蒲黄等分，细研

每用二钱，醋调成糊，滚汤冲化热服。

又方：用元胡、蒲黄各二钱，桂心一钱，乌梅一个，煎服。

当归补血汤　治去血过多，烦躁热汗，乃亡阳症也。

蜜炙黄芪一两　当归三钱

煎服。

川芎散　治余血奔心，烦闷胀痛。

川芎　生地　炒枳壳　白芍等分

煎服。

经效方　治产后虚弱，冷气相搏，气滞血凝，上攻心腹，胀满烦闷，面唇色白者。

　　当归　川芎　炒芍　陈皮　桂心　元胡　泡吴萸　生姜等分

　　竹茹汤　治阴虚生内热，致令心中烦躁懊恼，夜不得眠，或短气虚喘自汗者。

　　竹茹　麦冬　茯苓　甘草各钱半　酒炒条芩二钱

　　虚悸加参。

　　立斋曰：四物加茯神、志肉，治虚烦神效。气血两虚用十全大补汤。

发　渴

　　参麦饮　治产后气虚，津液不足而发渴。

　　人参　去心麦冬等分

　　煎服。无力办参者，用蜜蒸葳蕤二两，麦冬二两，煎汤频服。

　　四物汤加花粉、麦冬，产后血虚发渴者。

　　竹茹归芪汤　治产后渴甚不解。

　　淡竹叶二十片　人参　炙术　蜜芪　当归各二钱　炙草五分

　　清心连子饮　治心烦夹热口渴。

　　制麦冬　地骨皮　车前子　白莲肉　黄芪　条芩　茯苓各钱半　人参　炙草　石菖蒲各一钱

　　发热口苦，加柴胡、薄荷。

　　七味白术散　治中气虚弱，津液短少，口干渴饮，或吐泻肌热。

　　人参　炙术　茯苓　炙草　葛根　藿香各二钱　木香八分

　　薛氏曰：产后虚火上炎发渴者，用四物加炙术、丹皮、麦冬，当先饮童便；若血虚发渴，必兼潮热，用八珍加五味、麦冬；若血脱壮热，自汗烦渴，用当归补血汤；若清阳不升，胃弱食少作渴，用补中益气汤加葛根；若气短倦怠，口渴多汗，用生脉散，即人参、麦冬、五味，煎服。

咳　嗽

旋覆花汤　治产后起动太早，感冒风寒而咳嗽者。

旋覆花　赤芍　芥穗　前胡　法半　茯苓各一钱　五味子　麻黄　甘草　去皮尖炒研杏仁各八分

姜、枣引。有汗去麻黄。

六味地黄汤加麦冬、五味，治阴虚火炎，上烁肺金而咳嗽。

佛手散加制杏仁、制桃仁、贝母、红花、元胡，治瘀血上冲入肺而咳嗽。

集验方　治产后外感风寒，内夹食热，咳嗽多痰者。

款冬花　制麦冬　生地　桔梗各钱半　全胡　芥穗　陈皮　法半　炒曲　甘草各一钱

豆豉、葱白引。产后食盐醋太早，皆令成嗽，治法见后喘急门。

立斋曰：产后血虚咳嗽，用四物加陈皮、桔梗；阴火上炎，用麦味地黄汤；有因肺气伤者，用四君加芎、归、桔梗；痰嗽用六君汤加桔梗、枳壳；有因风寒外侵，咳嗽气乏者，用补中益气汤加紫苏、桔梗。

气　喘

参附汤　治产后下血过多，荣血暴竭，卫气无倚，孤阳上越，气喘危急。

人参一两　炮附子五钱　炮姜五片　红枣五枚

无参改用蜜炙黄芪。

夺命散　治恶露不行，败血上攻于肺而作喘，面色紫黑，胸腹胀痛者。

真血竭　净没药等分，研极细

童便和酒调化二钱，小罐煎滚温服。

生化汤　见前恶露门。治瘀血攻肺作喘者。

旋覆汤　见上咳嗽门。治感冒风寒，咳嗽喘急。

治盐呛成吼，小蓟草二两，猪精肉四两，同煮烂，食肉饮汤。

治醋呛成吼，粉甘草四两，劈作大片，用猪胆汁浸透，火上焙干，研为极细，蜜丸梧子大，临卧，白汤每下二钱。

陈氏曰：产后脾肺气虚发喘，用六君汤加桔梗；夹有外邪者，更加苏叶；若中气虚寒，气乏喘促，用补中益气汤加炮姜、桂心。

呃　逆

丁香豆蔻散　治产后气血两虚，脾胃虚寒，中焦之气厥而不顺，以致频频呃逆者。

公丁香　白豆蔻　灶心土等分研末

煎去皮尖桃仁、泡吴萸汤，每调化二钱空心服。倘仍不效，当以人参、附子煎汤调服。

茹橘饮　治产后发热面红，小便赤色，热实呃逆者。

竹茹　陈皮各三钱　干柿五钱

或加伏龙肝末。

羌活散　治外感寒邪，呃逆兼表证者。

羌活　附片　炒茴香各二钱　陈皮　炮姜各一钱　木香五分

济阴方　治一切呃逆。

沙参　竹茹　陈皮　炙草　柿蒂　丁香

如因气郁加香附米，因痰加法半、胆星，有热加灶心土，寒加白蔻、生姜。

按：产后呃逆，因寒者宜丁香、桂心、干姜；热者宜柿蒂、竹茹、伏龙肝；虚者宜参、术；虚寒宜参、附；实者宜香附、橘皮、木香。

衄 血

人参泽兰叶汤 治产后恶露不下，虚火载血上行，溢出鼻窍，不循经脉。若变黑色，或出口鼻，此为热极及兼水化，乃胃绝肺败，难治之症。均服：

人参 泽兰叶 牛膝 丹皮 生地各二钱 熟地五钱 藕节五个

童便煎服。

加味犀角地黄汤 治衄血，脉数热盛。

无犀角代以川连 丹皮 白芍 当归 红花 陈皮 桔梗各一钱 生地三钱 甘草五分

藕汁一合，兑服。

返魂丹 见二卷种子门。治产后鼻衄，舌黑口干，及咯血、嗽血、咳血症。

经验方 红线一根，产妇顶发二根，紧紧扎产妇手中指节上，衄血可治。

立斋曰：胃脉夹口统承浆，鼻准属脾土，孔属肺金。衄乃胃虚肺损，当服加味参苏饮，人参、苏木片各五钱，炮附子钱半，服此或可望生。

郭氏曰：产后气虚血败，荣卫不调，致血散乱，入于诸经，不得还元。令口鼻起黑气，及变鼻衄。总由产后虚热变生逆症，不与平常同其治法也。

痢 疾

产后患痢，名产子痢。多因饮食不调，贪食生冷，或起居不慎，冲寒冒暑所致。当分虚实寒热治之。辨证之法，详见妊娠痢门。

槐连四物汤 治产后热痢，里急后重，粪色黄赤，稠黏气秽，宜清热坚肠。

槐花炒连 川芎各一钱 当归 生地 赤芍各钱半 蜜炙玉米壳五分

芍药汤 治产后冷热不和，下痢赤白。

炒芍 炒连 当归各钱半 炙草 桂心 木香 槟榔各五分 炒片芩一钱

腹痛胀满加生大黄，后重倍槟榔。

养脏汤 治下痢日久，虚寒滑脱，及痢色清冷，溏如鸭粪，宜温补固涩之。

人参 炙术 白芍各二钱 煨研肉蔻 煨诃子肉各一钱 桂心 木香 炙草 罂粟壳蜜炙。各八分 生姜三片 红枣二枚

十全大补汤 治产后痢久不止，气血俱虚，宜大补之。

按：产后痢疾初起，腹痛坠甚，属实热者，亦当酌量行之，见妊娠痢门。

人参败毒散 治产后外感风寒，因成痢疾。

羌活 独活 柴胡 前胡 川芎 茯苓 枳壳 桔梗各一钱 甘草 人参各五分 薄荷三分 生姜三片

济阴香连丸 治产后中暑伤湿，因成痢疾。

川连四两 吴萸三两

入罐同煮一日，焙干炒至黄连紫黄色，捡去吴萸，研连为末，称足四两，另研木香一两，入内和匀，用淡醋煮米粥，糊为小丸，每用二三十丸，白汤送下。气虚久痢者，煎四君子汤送下。

救急方 治产后赤白下痢，腹中绞痛。

当归　甘草各二钱　白芍　阿胶　艾茸　熟地各钱半

空心服。

又方：生马齿苋捣汁二合，滚汤冲服立效。

必效方　治产后久痢，津液干涸，口渴不止。

姜制厚朴　蜜蒸菱参　蜜芪　茯苓　麦冬去心　煅龙骨等分

姜、枣引。

或常服七味白术散，见前发渴。

又方：去心麦冬二两，乌梅十个，煎汤当茶饮，治痢久渴

甚者。

四物加蒲黄、炒阿胶、酒炒地榆、海螵蛸、油发灰，治产

后大肠下血。

泄　泻

产后肠腹虚怯，寒湿易侵，若未满月，饮冷当风，邪乘虚

而入，留于肓膜，散布腹胁，阵阵作痛，或加锥刺，流入大肠，

水谷不化，洞泻肠鸣，或下赤白，腹胁胀痛，切勿误作积滞

攻之。

调中汤　治产后洞泻肠鸣，腹胁胀痛，肢冷脉沉者。

当归　炒芍　川芎　炒良姜各二钱　人参　炙草　桂心　附

片各一钱

余请见妊娠泄泻门。

升阳益胃汤　治产后飧泄，完谷不化，肢节重痛，口舌干

燥，饮食无味，小便频数，洒栗恶寒，倦怠不乐，土衰木盛，

清气不升者。

蜜芪二钱　炙术　炙草　当归各钱半　人参　陈皮　炒芩

炒神曲　炒白芍各一钱　升麻　柴胡各五分　生姜三片　红枣二枚

泻久者，正用补中益气汤。

立斋曰：脾虚作泻，主以六君子汤。伤谷食加谷芽，伤面食加麦芽、炒研萝卜子，伤肉食加楂肉、杏仁，酒积加神曲、葛根，蛋积加豆豉。木来侮土，泻青脉弦，加柴胡、炒芍、炮姜；脾寒虚泄，加煨木香、桂心。

呕　吐

六君子汤　主治产后呕吐，心胸饱闷，恶食吞酸，懊恼嘈杂。凡伤饮食，随证加减。

人参　炙术　茯苓　炙草　陈皮　法半　姜　枣

伤谷食加谷芽、炒曲；面滞加炒萝卜子、麦芽；肉滞加楂肉、白豆蔻；吐泻加藿香、砂仁；脾胃虚寒加炮姜、木香；胃虚气逆作呕，加藿香、香附、砂仁；木来侮土，加柴胡、白芍；若因饥饱劳役，伤其胃气而作吐者，用补中益气汤；若因阳气虚寒，吐泻交作，手足俱冷，腹痛脉沉迟者，用理中汤加附、桂；若因火衰不能生土，或吐或泻，右尺脉沉细而数，用八味地黄汤。

二陈汤　主治产后呕吐痰饮，随证加减。

去白陈皮　姜制半夏　白茯苓　甘草　生姜

风痰加胆星、白附、竹沥；火痰加熟石膏；燥痰加制栝蒌仁、杏仁；湿痰加制苍术、炙白术；食痰加炒神曲、麦芽；面滞加炒萝卜子；肉滞加杏仁、楂肉；气痰加炒枳壳、桔梗、香附；胁痰在皮里膜外，加炒白芥子；膈上热痰，便秘烦呕，加炒连、栀仁；气滞痰凝，加炒枳壳、香附、砂仁；痰结胸满，喘咳吐逆，加木香、香附；惊悸怔忡，加石菖蒲、炒研益智；痰火嘈杂，心悬如饥，减茯苓、甘草，加炒连，等分研末，面糊丸，姜汤下；痰气上攻，眼胞浮肿，及酒病手臂麻痛，时呕痰水，加姜黄、葛根、枳壳；干呕作哕，手足厥逆，单服陈皮、生姜；似喘不喘，似呕不呕，单服生姜、半夏；膈中痰饮，单服盐水润陈皮、甘草、生姜。

霍乱

产后气血两伤，脏腑虚损，或停饮食，复感风冷，致阴阳不顺，清浊相干，气乱于肠胃之间，邪正相搏，冷热不调，上吐下泻者，为湿霍乱，易治。若不吐不泻，腹中绞痛，邪无去路者，难治。需用探吐法，见前妊娠霍乱。

五苓散 治产后湿热霍乱，吐泻渴饮者。

土炒白术 茯苓 猪苓 泽泻各二钱 桂心一钱

灯心草引。

理中丸 治产后脾胃虚寒，霍乱吐泻，不渴不饮，肢冷食少，肚腹膨胀。

人参 炙术 炮姜 炙草等分研末

米汤糊丸弹子大，白汤每化服一丸。

藿香正气散 治外感风寒，内停饮食，发热恶寒，头疼腹痛，霍乱吐泻。

藿香钱半 苏叶 茯苓 白芷 桔梗 伏毛 法半 炙术 炒朴 陈皮 甘草各一钱

姜、枣引。若暑饮合邪，吐多泻少，腹痛渴饮，加香茹、炒连、扁豆，灯心引。

加味理中汤 治干霍乱，寒凝于中，不吐不泻，肢冷腹痛，脉浮不见，或舌卷筋缩者。

人参 炙术 炮姜 炙草 炮附子 炒研草蔻 当归 木瓜 川续断 桂心等分

干霍乱初起，用盐炒枯，淬入童便中，乘热频频灌下数碗，旋以手指探妇喉间，令其大吐或令大泻，方可服药。若未经吐泻，切忌遽进谷食。

霍乱转筋，阴器束紧，用盐数斤炒热，软布数块包裹，轮流熨其脐腹等处。

积聚

积为阴气，五脏所生，阴性沉伏，故其痛不离部位；聚兼阳气，六腑所成，阳性浮动，故其痛无有常处。产后气血已虚，脏腑亏损，或饮食不节，寒热失调，致风冷干入脏腑，与血气相搏而成。

河间方 治产后诸积，不任攻伐，用此去热养阴，积聚自消。

酒洗白芍三钱　酒炒条芩钱半　茯苓二钱　生姜三片

日三服。

四神散 治产后瘀血不消，积聚成块，心腹切痛。

当归　川芎　赤芍　炮黑姜等分

晒研极细，每用酒调三钱，日二服。或煎服。

济阴方 治血瘕积聚，脐下胀痛发热，食少倦怠。

当归二两　酒炒赤芍　炒蒲黄　炒元胡　桂心　血竭各一两

晒研极细，每用酒调二钱，日二服。

立斋曰：产后积聚，当先固其真气，不可图速效而攻伐之，当用八珍汤、逍遥散、归脾汤，随其脉证加味施治。

痞闷

见䐎丸 治产后血气虚弱，饮食停滞，或食面太早，胃不消化，郁结胃脘，上熏胸中，致口干燥渴，心下痞闷。

醋炒三棱　莪术　炒良姜　姜黄　荜澄茄　陈皮　沙参等分

研细

将萝卜慢火煮烂，绞取浓汁，和面煮糊丸如绿豆大，每用白汤送下三四十丸，日三服。

四神丸　治肾气虚寒，心下痞闷，每至早晨行泻数次者。

盐水炒故脂四两　面裹煨肉蔻　汤泡吴萸　五味子各二两

晒研极细，煮熟红枣，去皮核取肉，糊丸梧子大，每用白汤送下二三钱，日三服。

六君子汤加炒枳实、神曲，治宿食停滞，心下痞闷。伤肉食加山楂，伤鱼脍加苏叶，痞闷下泻加炒升麻，嗳臭吞酸加炮姜、炒香附。若食积已消，仍作痞作痛者，加煨研砂仁、藿香、附子。

四物汤　去地黄，加沙参、乌梅，治产后心烦痞闷者。

疟　疾

加味生化汤　治产后疟疾，因瘀血停留，荣卫不和，往来寒热，腹多胀痛。

当归五钱　川芎三钱　炮姜　炙草　柴胡　制桃仁　炙鳖甲各一钱

童便兑服。

加味二陈汤　治痰壅气粗，腹满恶食，噫气面黄而发疟者。

陈皮　法半　茯苓　甘草　山楂　炒朴　香附

生姜引。

藿香正气散　见前霍乱。治产后外感风寒，兼伤饮食，头痛身重，咳嗽喷嚏，胸满呕逆而发疟者。余法详三集幼科。

柴胡四物汤　治产后瘀血夹寒热而发疟者。

柴胡二钱　法半　炒芩　当归　熟地　川芎　炒芍各钱半
人参　甘草各一钱

姜、枣引。

草果饮子 治疟疾热多寒少，或寒热相半者。

煨研草果　醋炒青皮　炒良姜　赤苓　法半　白芷　川芎
陈皮　炙草　苏叶各一钱　葛根二钱

姜、枣引。于临发之日先一二时，空心服下，数剂自除。

生熟饮子 治产后疟疾，寒多热少者。

肉豆蔻　草果　人参　半夏　生厚朴　陈皮　甘草共研粗末

分作二起，将一起用草纸包裹，水浸湿，入燃火灰中煨令
香熟，去纸，和入生药末内拌匀，又分作二服。煎汤，姜、枣
引，食前服一剂，食后又服一剂。

人参养胃汤 治疟疾但恶寒，不甚发热，头痛恶心，面青
白，脉沉迟者。

法半　炒朴　陈皮　茯苓　炙草　人参　藿香　制苍术
炒草果等分

乌梅、生姜引。

清脾饮 治疟疾但发热而不恶寒，口苦咽干，尿赤涩，脉
弦数者。

醋炒青皮　炒朴　柴胡　炒芩　法半　茯苓　炙草　炙术
炒研草果　生姜

渴加麦冬、知母。

产后患疟，有因脾胃虚弱饮食停滞者，用六君子汤加制苍
术、藿香、桔梗；若脾胃虚寒，加炮姜、桂心；久疟不已，胃
虚不思食者，六君内加煨研草果、乌梅、姜、枣，名四兽饮；
久疟气血大虚，用十全大补汤；热甚加柴胡，寒甚加炮姜；饥
饱劳役损伤元气，用补中益气汤倍柴胡，加白芍。

蓐劳　虚羸

产后气血两虚，起居不慎，风寒外袭，瘀血内停，更或饮

食厚味过伤，忧劳愤怒，乃不足之中挟有余之症，以致寒热往来，脐腹胀痛，懒进饮食，常喜眠卧，起则头晕昏迷，骨蒸潮热，盗汗自汗，痰喘咳嗽，面色萎黄，肌肉消瘦，气力难支，名为蓐劳。凡疗斯症，必先调理脾胃，使饮食强健，能胜药力，然后调其荣卫，补其虚羸，缓缓奏效。

六君子汤　主治蓐劳初起，随证加减。胃虚无痰，减法半；虚寒胃痛，或腹痛吐泻，加炒砂仁、藿香、香附米；倦怠口渴，四肢不举，加麦冬、竹沥、苡仁；虚热潮热，身重倦怠，加柴胡、葛根、炒芩、酒芍；惊悸不眠，加炒枣仁、远志肉；面唇㿠白无血色者，加当归；发疟，加草果、乌梅。

三合散　次用此方，调卫气和荣血，蓐劳日久者。

人参沙参代　柴胡各钱半　炒芩　法半　甘草各六分　当归
熟地　川芎　白芍　茯苓各一钱

姜、枣引。

加减法：如往来寒热，脐腹胀痛，去人参、熟地、黄芩，加延胡索、制桃仁；懒食好眠，头晕目眩，去柴胡，加蜜芪、砂仁、陈皮；骨蒸发热，盗汗自汗，减柴胡、川芎，加炙鳖甲、地骨皮、煅牡蛎；痰喘咳嗽，去人参、柴胡，加麦冬、贝母、百合、桔梗；面黄肌瘦，少气乏力，减柴胡、川芎，加蜜芪、炒淮药。

治产后虚羸，主以六君子汤加当归。若脾肺气虚，口干咳嗽，用补中益气汤加麦冬、五味，头晕更加川芎、蔓荆子；若肝经血虚，肢体疼痛，用四物汤加炙术、苡仁、续断，夹表加柴胡；若肝肾两虚，自汗盗汗，往来潮热，用六味地黄汤加麦冬、五味；若血虚肝燥，骨蒸咳嗽，潮热自汗，口苦胁痛，用逍遥散，皮肤燥痒，加丹皮、栀仁；若气虚血弱，腹痛倦怠，不思饮食，用八珍汤倍炙术，加砂仁。诸症已退，常服八珍汤。

金匮羊肉汤　治产后虚羸腹痛，寒疝日久者。羖羊肉一斤，生姜、当归各三两，同煮极烂，吹去油汁，听其食肉饮汤。

血崩

加味大补汤　治产后阴血已亡，更患崩证，用此升补其陷脱。

人参　炙术　茯苓　炙草　当归　炒芍　川芎　升麻　炒枣仁　净枣皮各一钱　蜜芪　熟地　炒阿胶　川续断各钱半　黑姜　桂心各五分　红枣二个

余详首卷崩漏门。

加味逍遥散　治产后暴怒伤肝血妄行，下崩不止。

当归　酒炒白芍　茯苓　柴胡　炙术　生地各钱半　黑栀仁　炒香附　炙草各一钱　薄荷叶五分　白茅根三钱　煨姜三片

若停瘀血崩，小腹胀痛，用佛手散补而行之。

加味归脾汤　治产后思虑伤脾，不能统血而崩者。

人参　蜜芪　炙术　茯神　当归　圆肉　志肉　枣仁　续断　砂仁　香附各一钱　炙草　木香各五分　姜　枣

清心莲子饮　治冲任损伤，阴虚阳搏，血得热妄行。

白莲肉　人参　蜜芪　茯神　柴胡各二钱　炒芩　制麦冬　地骨皮　车前子　炙草各钱半

日三服。

失笑散　见恶露门。治内有停瘀，小腹胀痛，崩下瘀血者，宜补而逐之。

大便出血

加味四物汤　治大肠夹热，便下鲜血。

当归　生地　白芍　川芎　阿胶各钱半　酒炒川连　条芩

地榆　芥尾　升麻俱酒炒黄。各八分

烧棕灰一钱引。

加味清胃汤　治产后贪食厚味，积热便血。

归身　丹皮　生地各二钱　炒连　连翘　甘草　炒升麻各一钱　石膏末三钱

余法详妊娠失血门。

因脾虚不能摄血者，服归脾汤；因中气下陷，气乏便血，用补中益气汤；因暴怒伤肝者，用加味逍遥散；大肠风热，四物加槐花、芥尾、侧柏、麦冬；因肠胃虚寒，六君加白蔻、木香；便血日久，气血俱虚，八珍加升麻、柴胡。

小便出血

产后尿血，胁胀食少，肝木乘脾者，用加味逍遥散；体倦懒食，心悸不乐，用归脾汤；清阳下陷，用补中益气汤；虚寒者，加炮姜。

一方：烧发灰存性、滑石等分研细，米泔每调二钱，日三服，治积热尿血。

大便秘结①

产后出血过多，伤其津液，致胃燥肠枯，大便秘结。若饮食如常而无胀痛之苦者，不可妄服寒凉攻下之药，只用猪胆蜜煎等导法，或服简易方，俱见三卷阳明伤寒门。

麻仁苏子粥　治产后大便秘结。

去壳麻仁　净苏子

等分磨成细粉，筛末煮作稀粥，或加糯米频服，通治老人

---

① 大便秘结：底本和木活字本均作"大便出血"，据正文内容改。

风秘症。

调导散　治产后便秘，胀满燥结。

当归三钱　川芎二钱　肉防风　炒香附　炒枳壳各一钱　甘草八分

姜引。忌食动风发物。

产后血虚火燥，便秘胀痛，用四物汤加丹参、桃仁；气血两虚，八珍汤加制桃仁、杏仁；气滞加枳壳、木香；脉症俱实，六一顺气汤，见伤寒门。

硫半丸　治产妇命门真火不足，虚寒燥结，饮食如常，化为痰液，形体虚肥，日久不便，并不胀满。通治老幼虚秘冷秘，久服自通。日服三次。

西地石硫黄八两，研粗末灌入猪大肠内，两头扎口，水煮极烂，捡取黄末，水漂净，又灌入大肠煮洗，如法三次，方将硫黄晒研听用。圆白大颗生半夏八两，水浸七日，每日换水，沥去皮涎，七日后方另捣，生姜汁浸一日夜，慢火焙干，晒研极细，与硫黄末等分称准，合研极匀，生姜自然汁糊丸梧子大，炼蜜为丸亦可，每用姜汤送下二三钱。

小便淋闭

加味四物汤　治产后热邪夹瘀血流入胞中，致小水淋漓闭结。

当归　生地　赤芍　川芎　滑石末各钱半　瞿麦　木通　蒲黄　牛膝　车子　制桃仁　甘草梢各一钱　木香三分

余详妊娠尿闭门。

通淋散

赤茯　猪苓　泽泻　炙术　木通　栀子　滑石　车子　瞿麦　甘草梢

灯草引。

热淋加川连，气淋加元胡、陈皮，血淋加赤芍、蒲黄，石淋加葵子。

膀胱虚热尿秘，用六味地黄汤；阴虚阳无以化，用金匮肾气汤。

二便不通

产后二便不通，因肠胃夹热也。临产下血，津液枯竭，肠胃燥涩，热气蕴结，致前后不通。法宜润燥利格，不可妄用寒凉攻下也。

润燥汤

当归　熟地　生地　赤芍　天冬　麦冬　栝蒌　陈皮　赤苓　泽泻　红花　桃仁

熨脐法

生姜　葱白　豆豉

等分捣烂，入盐少许，炒热布包，轮流熨其脐腹。

通气散　治二便秘结胀满。

炒枳壳　苏茎叶　盐水洗陈皮　木通等分

桃仁散　治气滞血涩，便秘胀痛。

制桃仁　葵子　滑石　槟榔　葱白等分

金钥匙　治二便不通，胀满腹痛。

滑石　蒲黄

等分研细，酒调每下二钱。

木通散　治产后受湿热，二便秘结，胀痛口渴，形气实者。

木通　车子　赤茯　栀子　萹蓄　片芩　滑石　甘草　薄荷　灯心　酒浸大黄

煎服。

便数遗尿

产后气虚下陷，小便频数，尿色白者，为便数；肾虚不固，小便自遗者，为遗尿；知而不能自固，谓之不禁。

黄芪当归散 治临产稳婆不慎，手指伤损胞脬，致小便淋沥者。

蜜芪　当归　炙术　炒芍各三钱　人参　炙草各一钱

生姜、红枣引。

丹溪方 治损伤尿胞，或不小便，或淋沥不断者。

生丝黄绢一尺　白牡丹皮　白及各一钱

研末，同绢尽煮稀烂如糖服之，戒勿笑言，数服自愈。

又方：猪尿胞洗净，灌入糯米一合，小茴一钱，扎口煮烂，连汤服食。

凡产后劳伤发热，便数遗尿，时或不利者，午前服加味补中益气汤，午后服加味地黄汤，俱详载妊娠遗尿不禁门。

千金方 治遗尿不禁。

白薇　白芍

等分酒洗，晒研为末，酒调每下二钱。

大便自遗

还少丹 治产后脾胃虚弱，大便自遗。

淮药　牛膝　枸杞各两半　姜炒杜仲　酒炒楮实　炒小茴　远志肉　炒五味子　酒洗肉苁蓉　巴戟　茯神　川续断　炒枣皮各一两　石菖蒲五钱

共晒干研极细，另煮烂熟地黄三两、净枣肉一两，捣成胶，加炼和匀为丸梧子大，晒干，瓷器收贮，早中晚每服三钱，盐汤或酒水送下。

五味子散 治产后肾虚便遗，脉沉迟者。

炒五味子二两　泡吴萸一两

晒干研细，米汤每调二钱，日三服。

补中益气汤加煨肉蔻、故脂，治脾肾虚寒，大便自遗者。

四神丸 见前痞闷门。治肾气虚寒，五更遗失不自觉者。

经验方 治滑泻自遗。

煅牡蛎一两　枯矾五钱

研细酒调，每下二钱。

大小肠交

产后小便出粪，乃因气血败乱，传送失其常道也。先服八珍汤、六君子汤调理气血，后用五苓散分利之。

卷之六

乳疾门

乳汁不行

加味四物汤　治临产去血过多，血少不行者。

当归　熟地　花粉各二钱　川芎　炒芍　木通　王不留行各钱半　猪前蹄①一双②

同煎频服。外用生葱③根叶，煎浓汤，常洗其乳房，以通其气。

涌泉散　治产后瘀血停留，气脉壅滞，其乳胀痛，乳汁不行者。

王不留行　花粉　漏芦　白丁香各一钱　猪蹄一只

煎服。

通草散　治血实气盛，经脉壅滞，胀痛坚硬，乳汁不行。

桔梗二钱　花粉　瞿麦　白芷　赤芍　柴胡各一钱　炒青皮　连翘　甘草各五分

加味补血汤　治血虚无乳，脉弱形气虚者。

当归五钱　蜜芪一两　生葱白十个

煎汤，频频温服。外煎葱白汤，常洗乳房。方内或加通草。

《三因方》云：产后乳汁不行有三种：一因血气盛，壅闭不行者，法当疏散，用漏芦、木通、花粉、山甲之类；一因血少

---

① 猪前蹄：木活字本作"猪前蹄爪"。
② 双：木活字本作"只"。
③ 生葱：木活字本此下有"去"字。

气弱，滞涩不行者，法当补虚，用炼成钟乳粉、鲫鱼、猪蹄之类；一因郁怒伤肝，乳房肿痛汁少者，用柴胡、芍药、香附、青皮、栀仁、丹皮之类以清肝火。

乳汁自涌

十全大补汤　治产后乳汁暴涌不止，气血大虚者。

人参　蜜芪　炙术　茯苓　当归　炒芍　熟地　川芎各钱半　炙草　肉桂各八分

姜、枣引。

加味异功散　治脾胃大虚，气滞脉微，暴涌不止者。

人参　炙术　茯苓　蜜芪各二钱　炙草　陈皮　五味子各一钱

姜、枣引。

八味逍遥散　治肝经血热，脉弦而数，口苦胁痛，乳汁自涌者。

柴胡　炙术　炒芍　茯苓　当归各钱半　炙草　丹皮　栀仁各一钱　薄荷五分

煨姜引。

四物汤加柴胡、条芩、栀仁，治郁火伤肝，面青善怒，乳涌不止者。

加味归脾汤　治产后忧思郁怒，肝脾受伤，乳汁自涌者。

人参　蜜芪　炙术　当归　茯苓　龙眼肉各钱半　远志肉　炒枣仁　炙草各一钱　木香五分

生姜、红枣引。加柴胡、酒炒白芍各钱半。

免怀散　治食少乳多，欲回其乳。

净归尾　赤芍　红花　牛膝各二钱

煎服。

麦芽煎 若无儿吃乳，用此断之。

麦芽三两，水煎作茶饮。

凡未产之前乳汁自出者，名曰乳泣，生子难育。

内外吹乳

内吹者，怀胎六七月，胸满气上，乳房结肿疼痛。色若红者，多属热。不红者，因气郁且兼胎旺也。分别治之。

柴胡清肝汤 治内吹乳房肿痛，色红属热者。

柴胡 当归 生地 连翘各二钱 赤芍 炒研牛子各钱半 川芎 条芩 栀子 花粉 甘草 防风各一钱

煎服。

逍遥散 治内吹乳房肿痛，色不红属气郁者。

柴胡 当归 炙术 炒芍 茯苓各二钱 炙草一钱 薄荷五分

煨姜引，日三服。外敷

冲和膏 治内外吹乳，冷热相凝，敷此行气疏风，活血定痛，散瘀消肿。

炒紫荆皮五两 炒独活 白芷 赤芍各三两 石菖蒲二两

共晒研极细，葱汁热酒调膏，敷肿痛处，数次必消。

若内吹初起失于调治，或复怒气伤肝，大肿大痛，势欲成脓者，当用前逍遥散加生芪、白芷、连翘、丹皮，以养血排脓。溃后宜服八珍汤加贝母、陈皮、桔梗。待生产后，方按治痈疽法用药收口。

外吹者，由产后肝胃气浊，更兼乳子吮乳睡熟，鼻孔冷气度入乳房，与热乳相搏，凝结疼痛，令母寒热往来，烦躁口渴。初服

荆防牛蒡汤

芥穗　防风　炒研牛蒡　银花　陈皮　花粉　条芩　连翘
皂刺　香附　柴胡　甘草　蒲公英等分

煎服数剂。俟寒热退后乳仍肿胀者，次服

橘叶瓜蒌散

橘叶二十片　瓜蒌仁三钱　川芎　条芩　栀子　连翘　柴胡
炒青皮　陈皮　甘草　熟石膏

煎服数剂，如或不消，将欲作脓，后服

透脓散

生芪四钱　炙山甲　皂角刺各一钱　当归　川芎各三钱

酒引。

外治法

隔蒜灸法　独头大蒜切片，厚二三分，安放肿痛有头顶白点处，搓艾为丸，用火灸三壮。如无头顶者，取大块生姜，剐作熨斗底，厚三分，内点艾丸，周围熨之，以知热为度，姜干再易。

一方：治吹乳肿痛，寒热往来，坚硬不消者。点燃钱纸二三片，套入竹升筒内，待火焰将息时，趁热将筒口含在乳房肿硬处，少顷取下。

又方：捣烂生葱，炒热用布包裹，频频熨之。或捣柳树根白皮，炒热布包，频熨肿处。或敷冲和膏，见上内吹。

丹溪云：乳房属胃，乳头属肝。因乳母不知保养，或为抑郁愤怒，或贪厚味辛辣，致肝气不行，窍闭而乳汁不得出，兼胃热沸腾，热甚而化为脓。亦因小儿膈有滞痰，口气燉热，含乳而睡，吹气入乳，遂肿痛而结成核。初起须忍疼痛，揉乳令软，听儿吮之，汁透自消。若护痛不治，必成痈疽。治法：疏厥阴之滞用青皮，清阳明之热用生石膏，行污浊之血用甘草节、赤芍、桃仁，消肿导毒用栝蒌仁、蒲公英，或加没药、银花、橘①叶、皂刺、当归、芪、芍，随证加减。初起若用艾灸，其效甚速，切忌针砭。

乳房结核

《金鉴》曰：吹乳结核不散者，当早消之，久则成痈。初起即服栝蒌散。

栝蒌仁　乳香　没药　当归　甘草

等分研碎，酒煎服，服数剂结核仍不散者，内加皂角刺，再服数剂，脓成者即溃，未成者必消。另用

外敷方

生南星　半夏　草乌　僵蚕　白芷　皂角刺

等分研末，葱汁和蜜调敷数次，或用葱熨法。

结核附法

《要诀》云：结核坚硬，小者如梅，大者如李，推之不动，按之不移，时时隐痛，皮色如常，由肝脾气郁结滞而成。形势虽小，不可玩忽。若延日久，轻则成乳劳，重则成乳岩。

清肝解郁汤　治结核初起，形气实者。

当归　生地　酒芍　川芎　陈皮　法半　醋炒香附各一钱 炒青皮　志肉　贝母　茯神　桔梗　苏茎　木通各八分　甘草 栀仁　柴胡各五分

服数剂。外用后方。

香贝养荣汤　治结核初起，形气虚者。

---

① 橘：木活字本作"菊"。

人参　炙术　茯苓　陈皮　熟地　川芎　当归　炒芍　贝母　附米　桔梗　甘草　姜　枣

加炒皮、青柴胡等分，服数剂。

若忧思郁结伤损心脾，用归脾汤，见前乳汁自涌。俱外用

木香饼贴法

捣烂鲜生地一两，另研木香末五钱，和匀作饼，随其大小敷贴肿上。外以热熨斗每日熨数次，结核自消。

乳　劳

乳劳者，由乳中结核先失调治，挨延数月，渐大如盘如碗，坚硬疼痛，根形散漫，串延胸肋胁下。其色或紫或黑，未溃先腐，外皮微点斑烂数处，渐渐通破，轻者时津白汁，重则常流败脓，溃深伤膜，渐添内病，午后潮热烦闷，颧红干嗽，食少形羸，虚怯倦怠，变成疮痨。

蒌贝散　治乳劳初起，结肿渐大，形气尚强者。

栝蒌　贝母　制南星　甘草　连翘　陈皮　花粉等分

酒引。

神效散　治乳劳服前方后，旋用此散。

栝蒌一个，去皮焙干　当归　甘草各五钱　乳香　没药各二钱

共研极细，白汤每调三钱，日二服。

凡患乳劳，形气虚者，用逍遥散、归脾汤。如已见阴虚之症，当用六味地黄汤以固本。溃后外治方法，同后乳痈。

乳　岩

乳岩者，由肝脾两伤，气郁凝结而成。自乳中结核起，初如枣栗，渐如棋子，无红无热，时或隐痛。初起速宜外用灸法，内服养血之剂，以免内攻。若年深月久，潮热恶寒，痛连胸腋，

肿如覆碗，形如堆粟，高凸如岩，顶透紫色光亮，内含血丝，先腐后溃，时流污水，或流臭血，腐处深如岩壑，或突如泛莲，痛彻心肝，倘复因急怒，暴流鲜血，根肿愈坚。此时五脏俱衰，即成败证。若能清心涤虑，静养调息，方可施治。

乳岩初起即服神效散，兼服清肝解郁汤，方俱见前。外贴鲫鱼膏。

活鲫鱼去头尾鳞甲，刮取净肉，新鲜山药去皮等分，共捣成膏，加麝香少许再捣匀，涂肿硬处，上用油纸盖定。如痒极时，切勿搔动，只隔衣轻轻揉之。七日一换，数次必消。

如用前法仍反复不消者，其疮势已成，不可过用克伐峻剂攻损胃气，常服香贝养荣汤，见上结核。若心烦不寐用归脾汤，潮热恶寒用逍遥散。要之溃后终难痊可。

乳岩附法

乳岩症，当于肿核初起即加医治，用艾壮豆粒大，当头顶处隔姜片灸七壮，次日必起疱，用三棱针当疱处刺入三五分。插后

冰螺散

砌砂二分　冰片一分　白砒霜一钱，另用面裹煨熟，去面取白砒

大螺蛳净肉五枚，线穿晒干切碎，同白砒先研细，再合砌、片同研细末，煮面糊调稠，搓成条子，每用一条插入针孔内。外用绵纸糊涂结核上，勿动，十日后四边裂缝，其核自消。外贴

绛珠膏

天麻子肉八十一粒　鸡子黄十个　血余五钱　白蜡三两　黄丹二两

煎滚麻油十两，先炸焦血余，次炸枯麻子肉、鸡子黄，滤

去滓，方入白蜡溶化，住火片时，筛下黄丹搅匀，随下后药末，拔扯成膏。后药末法。

血竭三钱　朱砂二钱　轻粉　乳香　末药　儿茶　珍珠各三钱　冰片二钱　麝五分

共研极细，住火后筛入搅匀，尽扯成膏，听其摊贴。

内服舒肝养血、理脾开郁之剂，生肌敛口，自愈。

《要诀》云：乳岩初起，结核如围棋，不作肿痛，久则吮疼，或五六年，或十余年，从内溃破，嵌空玲珑，洞窍深陷，如山岩之状。皆由抑郁不舒或性急躁怒，伤损肝脾。初起速用木香饼贴法，见结核门。内服十六味流气饮。

人参　生芪　当归　白芍各二钱　川芎　白芷　防风　苏叶枳壳　桔梗　木通　炒朴各一钱　乌药　甘草　槟榔　桂心各五分

煎汤，频频温服。

青皮甘草散　乳岩初起，常服前汤，每用此散间服。

炒青皮　粉甘草

等分研极细，姜汤每调二钱，日二服。初能戒七情、禁荤腥，调养得法，不使成脓为妙。若日久溃破不能收功，法只补培气血，用十全大补汤、八珍汤、归脾汤缓缓取效。

外用方法同后乳痈、乳疽。

乳痈乳疽

总由肝气郁结，胃热壅滞而成，生于乳房，红肿热痛，十四日脓成者为痈，若坚硬木痛，不作焮肿，月余成脓者为疽。治法同。

栝蒌牛蒡汤　治乳痈疽初起，寒热往来者。

炒研牛子　栝蒌仁　花粉　栀仁　连翘　条芩　甘草　陈

皮　银花　皂刺　柴胡　青皮炒。等分

酒引。

复元通气散　治服前汤寒热悉退，肿硬不消，用此通解之。

酒炒青皮　陈皮各二两　炒研栝蒌仁纸压去油　炙焦穿山甲半生半炙甘草　银花　连翘各一两

共研极细，酒调每服二钱，日三服。

托里透脓汤　治服前二方后，肿又不消，时时跳动，势将溃脓，用此托之。

人参　炙术　白芷　皂刺　炙山甲各一钱　炒青皮　升麻甘草各五分　生黄芪　当归各二钱

酒引。

托里排脓汤　治乳痈已成脓，仍作胀痛者，用此排脓。

人参　炙术　当归　炒芍　茯苓　连翘　银花　贝母各一钱甘草　陈皮　白芷各八分　生芪二钱

乳痈溃后内外治法见后汇方。

溃后汇方

四君子汤　补气总方。

人参　炙术　茯苓各二钱　炙草一钱

姜、枣引。

四物汤　补血之总方。

酒洗当归　熟地各三钱　炒芍　川芎各钱半

八珍汤　气血平补，即四君、四物合为一剂。

十全大补汤　峻补气血，即八珍内加蜜芪、肉桂也。

人参养荣汤　即十全去川芎，加陈皮、志肉、五味，治溃后气血虚滞者。

益气养荣汤　即八珍加蜜芪、贝母、陈皮、桔梗、香附，治痈疽溃后不敛。如日晡发热或往来寒热，加柴胡、地骨皮；脓清倍用参、芪；脓不止倍加当归；肌肉生迟加白蔹、官桂；口渴加麦冬、五味子。

内补黄芪汤 即十全大补汤内去白术，加麦冬、志肉，治溃后口干。如痛不减加乳香、没药；硬肿不消加炒山甲、皂刺。

理中汤 即四君内去茯苓，加干姜，治溃后脾虚寒滞，脉迟肢冷者。

圣愈汤 即四物汤加人参、蜜芪、柴胡、姜、枣，治血虚内热，心烦气少。

托里定痛汤 即四物加乳香、没药、肉桂、蜜炙粟壳，治溃后血虚疼痛。

柴胡四物汤 四物加柴胡、人参、条芩、法半、甘草、姜、枣，治血虚发寒热。

地骨皮饮 即四物加丹皮、地骨皮，治溃后虚热，脉数无力。

六君子汤 即四君加法半、陈皮，治溃后气虚，有痰脉滑者。

加减法：如溃后胃虚，痰饮呕吐，加藿香、香附、砂仁；若无痰饮，只气虚呃逆者，加丁香、白蔻；气虚有寒者，加肉桂、附子；溃后滑泻，加煨诃子、肉蔻；食少咳嗽，加桔梗、麦冬、五味；渴加葛根；伤食加炒曲、麦芽、山楂。

以上内服诸方，溃后听用，余按《外科全书》。

洗涤方

葱归溻肿汤 乳痈肿胀将溃之时，煎汁洗数次，以知痛痒内热为度。

　　当归　独活　白芷　甘草各三钱　葱头七个

封灌口，煎汤去渣，棉蘸洗数次。

猪蹄汤 凡溃疡流脓，洗数次助肉气，消肿散风，止痛脱腐，腐尽者勿再用，只以温热米泔洗净，不可过洗，恐破皮肤，难生肌敛口也。

当归　赤芍　白芷　黄芩　甘草　羌活　露蜂房各三钱

共研粗末。猪前蹄一只，先煮浓汤，吹去油花，方入药末，慢火煎十余沸，滤去药渣，用盘盛住，绢绵蘸洗，轻轻揩去孔内脓灌，再以软帛叠数层，蘸汤沃于患处，用手轻按，冷则再易，数次后以干绢拭净，上贴应用膏药。

膏药方

万应膏

川乌　草乌　白蔹　白及　官桂　象皮　白芷　生地　当归　赤芍　羌活　苦参　木鳖　山甲　乌药　甘草　独活　元参　川芎　大黄各五钱

麻油五斤，浸药在内，春五、夏三、秋七、冬十，方入锅内，慢火煎至药枯俱浮为度，住火，用布滤净药渣，将油称准，每一斤兑入水粉半斤，慢火再熬，桃柳枝频频搅之，以黑如漆、亮如镜、滴水成珠为度，瓷器收贮，绵纸摊贴。

加味太乙膏

当归　赤芍　生地　元参　肉桂　白芷　大黄　木鳖各二两
槐枝　柳枝各一百寸

先将十味切片，用麻油五斤浸之。春五、夏三、秋七、冬十，入大锅内，慢火熬至药枯浮起，住火滤去渣，将油称准，用细布滤入锅中，下头发一两，文火熬化。每油一斤，另筛入黄丹六两五钱，旋投旋搅，火加大些，以柳枝尽搅，候锅内先起青烟后出白烟，色亮香熟，方住火，以滴水中试其老嫩，嫩加炒黄丹少许，渐渐加火，待烟尽方住。老则加熟麻油，煎滚搅匀，取下锅来。预先切阿魏薄片三钱，撒入以待化尽，预先另研轻粉、没药、乳香净末各四钱，筛入膏中，搅极匀方倾水盆中，用柳木棍缕成一块，再换冷水浸之，趁热每斤拔扯数百下，合成团，入瓷瓶中，水浸听用。

生肌玉红膏

当归二两　白芷五钱　甘草两半　紫草三钱

麻油一斤，浸前四味三五日，入锅内，慢火熬至浮起，布滤去渣，再入锅内煎滚，下白蜡二两，血竭末四钱，尽搅化尽方住火。用碗二个安冷水盆中，将膏分作二起，每碗下研细轻粉二钱，搅冷成膏，听其摊贴。

生肌方

白降丹

朱砂　明雄各二钱　硼砂五钱　水银一两　牙硝　食盐　白矾　皂矾各两半

共研至水银不见星为度。用阳城罐一个，放微炭火上，徐徐起药入内化尽，微火烘干取起。如火大太干则走汞，如不干则药倒下，其难处在此。再用一阳城罐合上，用绵纸裁半寸宽，将净黄泥、水粉、熟石膏研成膏，盐水调湿，一层泥一层纸，糊合罐口四五重，又糊有药罐上二三重。地下挖一小潭，粗碗盛水安放潭内，将无药之罐坐于碗中，挨潭口处周围，以瓦盖合，免炭灰落入碗内也，方燃炭火砌在有药罐子上，周围莫空，煅三炷香久，冷定，开看约有丹两余方妙。炼丹时，罐上若起绿烟，急用笔蘸盐涂之。后仿此。

红升丹

白矾一两　皂矾六钱　牙硝四两

先研细入铜勺内，炒令水干，取起再研，又另研明雄、朱砂各五钱，再和水银一两，研至不见星，方合硝、矾同研，安放小锅中，盖以新碗，周围以盐泥筑紧。或单用石膏末，外现碗蒂，频以水润之。架在炭火上，煅三炷香久，冷定取开。另研冰片末五分，兑匀二丹，每用少许，鸡翎蘸扫患处，去腐生肌神效。

黄灵药

食盐五钱　白矾　皂矾　火硝各二两，同盐炒焦切碎　黑铅六钱

和水银二两先研细，再拌硝、矾、盐同研，至不见星。安新罐内，瓦片封口，盐泥固济，阴干，架炭火上煅三炷香久，不可太过不及，冷定取出，得药二两为妙。另研雄黄五钱，共研匀筛细，或加熟石膏五钱，能止痛。

生肌定痛散　治溃烂红热肿痛有腐。

细研石膏一两，甘草汤飞过七次　辰砂三钱　硼砂五钱　冰片二分

共研极细，撒于患处，腐尽者用。

生肌散

乳香　没药　血竭　儿茶　三七　煅龙骨等分，研极细，或兑冰片末

乳痈附法

消毒饮　治产后肝胃风热壅盛，乳痈初起。

炒僵蚕　青皮　当归　白芷　甘草节　银花　花粉　柴胡　贝母　香附

等分服。如壮热恶寒，加羌活、独活、芥穗、防风；脓成，加山甲、皂刺。溃后服益气养荣汤，见上。

连翘饮　治乳痈坚硬肿痛。

连翘　栝蒌　川芎　橘叶　青皮　甘草节　制桃仁　皂刺　白芷

未溃加柴胡、升麻；已溃去皂刺，加生芪、当归。

银花散　治乳脉壅塞，结成痈肿，胀痛日甚。

银花　花粉　当归　生芪　甘草节各二钱

兼服复元通气散，见上外敷。

如意金黄散

川柏　白芷　大黄　姜黄各五钱　南星　陈皮　厚朴　苍术　粉草各二钱　花粉一两

切片晒干，研细筛末，生葱汁捣成膏敷之。

一方：捣生蒲公英敷涂痈上。

又方：醋磨鹿角浓汁，频频涂之。

乳痈溃后按前方施治之。或用酒煎蒲公英、银花常服。

乳发乳漏

发生乳房焮赤肿痛，势大于痈，皮肤尽腐，由胃与六腑湿火结聚而成。当按乳痈门未成者消之，已成形托之。腐肉脱迟，用前黄灵药，以免乳房遍烂，难以收口。若久不收口，外寒侵入，失于调养，流清水而成。

乳漏当用上红升丹，纸搓作燃，以去腐生肌。兼用豆豉饼灸法：醋润豆豉，捣烂作饼，厚三分，贴患处，点艾丸灸之，日三次。如疮已溃，需贴四围肿痛处，列艾于上灸之，内知热即止，后用膏贴。

瘰疬痈

生于乳旁，初肿坚硬，形似结核，发长缓慢，渐渐焮肿，色红疼痛。由包络寒痰，脾气郁结而成，治宜温和舒郁化坚。

内服内补十宣散。

沙参　生芪　当归各一两　川芎　白芷　炒朴　防风　炙草　桔梗　桂心各五钱

其研极细，酒调三钱，日三服。外敷回阳玉龙膏。

军姜　赤芍　草乌俱炒黄色。各五钱　白芷三钱　南星　肉桂各二钱

共为细末，热酒调敷，上用热酒打湿，绵纸盖之，要坐卧温暖处，如敷数次仍不消者，脓势将成也，治按溃后汇方。

蜂窝疽

生胸侧乳房之上，形如蜂窝，或生遍身，由心火毒盛而成。色紫漫肿疼痛，身发寒热，初起六七孔，渐渐延开数寸，形似蜂房，渐至数十窍，宣肿而痛，出黄白脓，疮面全腐。腐脱有新肉，色红鲜润者吉。内外治法俱按前乳痈门。

甘　疽

生乳上肉高耸处，属脾经，中府穴之下，由忧思气结而成。初如谷粒色青，渐若栝蒌色紫，坚硬肿痛，憎寒壮热，速溃脓稠者顺。若过十余日，寒热不退，信脓不生，脉见浮数，防毒内攻致生恶证。初起宜服荆防败毒散。

芥穗　防风　羌活　独活　柴胡　全胡　枳壳　桔梗　茯苓　川芎　陈皮　甘草

引用姜、葱，先服数剂，疏散寒热。如肿痛不消，当用内托黄芪散。

当①归　生芪　炒芍　川芎　炙术　陈皮　皂刺　炒山甲各

① 当：木活字本作"全"。

钱半　槟榔五分　桂心八分

次服数剂。应期不溃，当服益气养荣汤，见前。

妒　乳

连翘散　治乳头生细疮，或烦热渴饮，为妒乳。

防风　元参各二钱　白芍　白蔹　射干　芒硝　大黄各一钱
升麻　甘草节各五分　制杏仁十粒

生姜引，热服数剂。便利去硝、黄，加丹皮。外敷鹿角散。

鹿角锯细末　甘草末

等分，鸡子黄调成膏，铜勺炙热敷之。

乳　悬

产后瘀血上攻，两乳细长，下垂过腹，谓之乳悬。宜浓煎当归二两，川芎一两，童便、水酒兑煎，时时当茶饮，趁热熏鼻，瘀散乳升。如仍不止，用蓖麻仁六十粒捣作饼子，敷贴顶心，乳收即去之，仍服前汤。

以上痈疽疮疡皆生在乳房本处，其他膻中、脾发、井疽诸症，各有所属部位，详在彤园四集外科书。

败血成痈

产后气血经络俱虚，或伤七情，或感六淫，与瘀血相稽而成，最为险候。法宜补养，扶助根本，兼活血生新，各病当从末治，忌用寒凉败毒之药。

加味生化汤　治产后痈疽初起。

当归八钱　川芎四钱　黑姜五分　制桃仁十粒　连翘　银花
甘草节各一钱　乳香　没药各五分

童便、酒水煎服。

清魂散　治败血成痈，发热恶寒，头痛无汗，脉浮有表。

芥穗三钱　川芎　泽兰叶各钱半　炙草　人参各八分

酒兑服，取微汗。

回生丹　治痈疽夹有里热，口渴便秘，面红唇赤，但发热而不恶寒者。

大黑豆三升，水浸取壳，绢袋盛住，同豆尽煮，将壳晒干去豆，留汁听用。切碎苏木三两，水煎浓汁，去渣听用。川大黄一斤，研末入锅内，好醋三斤，慢火熬成膏，再加醋再熬，然后下黑豆汁、苏木汁同熬搅匀，次用酒炒红花三两，预研末，筛入前膏内，再熬干，连锅巴俱产起，瓦盆收贮，入后药同磨。另捡人参、当归、川芎、附米、元参、苍术、茯苓、蒲黄、桃仁各一两，元胡、乌药、益母草各二两，牛膝、炙草、地榆、陈皮、羌活、炒芍、煨三棱、马鞭草、炒枣仁各五钱，木瓜、青皮、白术、葵子、良姜、木香、没药、乳香各三钱，并前黑豆壳、大黄膏，同晒干磨为极细，蜜丸，每重三钱，阴干忌火，每用酒水化下一丸。

温中托里汤　治痈疽日久，不肿不腐，脉细身凉。

人参　附片　生芪　归身　川芎　炒芍　陈皮　茯苓　炙术　山甲　炙草　木香　姜　枣

托里消毒饮　令痈速溃。

生芪　当归　银花　川芎　炒芍　茯苓　炙术　沙参　白芷　甘草　皂刺　桔梗

酒引。

溃后内外治法，见乳痈汇方。

产后杂治

当归黄芪散　丹溪治一产妇，阴户拖下一物，如手帕状，约重一斤。思是胎前劳乏伤气，临产努力，肝痿突出也。

酒洗当归　蜜芪　炙术　人参　炙草各二钱　酒炒升麻一钱

连服数剂，其物收上，后常服八珍汤。

归芪升麻汤　治一妇产后突出一物，如合钵状。此气血虚陷，子宫脱出也。

当归　蜜芪各二两　炒升麻三钱

频频与服，服后气响，其物收入。

失笑散　治一产妇阴中拖出肉线，长三尺，余触动之则痛甚。令内服。

微炒蒲黄　五灵脂等分研细

每用二钱，醋调糊，滚汤冲服数帖。外用连皮生姜三斤捣烂，入清油二斤，同煎至油干为度，将软绢兜起，肉线屈曲阴户边，用姜熏蒸良久，冷则用绢包定，轻轻熨之。六日缩入大半，十余日缩尽。后服八珍等汤。如肉线断，则不可治。

阴肿俗名蚌蛤疽

龙胆泻肝汤　治阴户肿胀坠痛，或两拗牵疼而成痃者，乃心肝火盛，湿热不流也。

生地二钱　木通　车子　泽泻　条芩　当归各钱半　栀仁甘草梢　胆草　柴胡各一钱

或服秦艽六钱，当归、石菖蒲各三钱，葱白引。

补中益气汤　治中气虚下陷，阴肿重坠不痛。

蜜芪钱半　人参　炙术　炙草　当归各一钱　陈皮八分　柴胡　升麻各五分

姜、枣引。

加味四物汤　治阴肿血虚肝燥。

当归　生地　川芎　赤芍各二钱　胆草钱半　丹皮　栀仁　柴胡各一钱

痛坠加木香；渴加花粉、泽泻。

八味逍遥散　治肝脾血虚，湿热流注，阴肿溃烂，晡热重坠及憎寒壮热。

柴胡　当归　炒芍　炙术　茯苓各二钱　炙草　丹皮　栀仁各一钱

薄荷、煨姜引。

熏洗法

防风五钱　大戟二钱　熟艾一两

煎汤趁热熏洗。洗后即用腾熨法。

枳壳　陈皮等分研末

炒热用绢包裹，时时腾熨痛处。

洗药方　治阴肿溃痒。

麻黄　黄连　蛇床子各三钱　艾叶一两　乌梅三个

封口煎熟，乘热先熏后洗。

黑白散　治阴内肿硬。

小麦　朴硝　白矾　五倍子等分

葱白捣烂同煎汁，用软绵蘸洗阴内，再用白矾丸。

白矾五钱　甘草　大黄各三钱

研末水和为丸，如杏①核样，木棉裹定纳阴中，数丸自消。

阴痛一名小户嫁痛

阴中作痛，痛极，往往手足不能伸舒。由郁热伤损肝脾，湿热下注也。服前八味逍遥散数剂，外用前熏洗方法，后用纳阴法。

当归、生地各二钱，切碎，先用水浸透。另研川芎、赤芍、乳香末各二钱，方将归、地捣如泥，和后药末捣作饼子，纳入阴中，数次自止。

加味小柴汤　治肿而内痛，小水不利，或腹胁牵疼，往来寒热。

柴胡二钱　炒芩钱半　人参　丹皮　法半　栀子　甘草各一钱

姜引。用前方熏洗。

阴痒古名阴蚀

阴器外生疙瘩，内生小虫，体倦作痒，小便淋漓。由脾胃虚，湿热郁积。初服龙胆泻肝汤，或四物汤加石菖蒲、胆草、木通、川连。外敷桃仁雄黄膏。

鲜桃仁五钱　明雄黄三钱

同研如泥，用鸡肝或猪肝切作条子，蘸药插入阴户内，待虫闻腥气入肝内，极痒后取去，数次自愈。若虫入脏腑，形神消瘦，寒热与虚劳相似者，煎逍遥散汤吞送芦荟丸。

芦荟　青皮　川连　胡连　白雷丸　白芫荑　鹤虱草各一两木香三钱

---

① 杏：木活字本作"枣"。

共研细末，兑麝末一钱和匀，面糊丸绿豆大，煎逍遥散每下一钱，早中晚各一服，以愈为度。外用洗药、纳药。

渴痒汤

苦参　狼毒　归尾　威灵仙　蛇床子各五钱　鹤虱一两

煎汁去渣，趁热熏之，待稍温时，又下猪胆汁三枚和匀，以软帛蘸药洗阴内。再用银杏散。

水银二钱　切碎黑铅二钱，拌炒成砂　去皮杏仁　明雄黄　上轻粉各二钱

共研极细，每用八分，剥枣肉二枚，同药捣为丸，用丝绵包裹，以线扎定，纳入阴中，留线头在外，欲小解时，将丸带出，解完仍纳入内，每日换一丸，数日自愈。

阴疮古名阴蜃

由七情郁火，伤损肝脾，气血凝滞，湿热下注，日久生虫，虫蚀成疮。或脓水淋漓，时痛时痒，或若虫行，少腹胀闷，尿赤数多，食少体倦，内热晡热，经候不调，赤白带下。如生疮肿痛者，服加味四物汤；溃烂出水内痛者，服八味逍遥散；若气虚重坠者，服补中益气汤。方俱见上。

济阴方　治阴疮痛痒，如虫行状，脓水浸渍者。

人参　赤茯　法半　前胡　川芎　陈皮　枳壳　桔梗　紫苏　甘草　炮姜各一钱　当归　熟地　白芍各二钱

枣引。如湿热甚，去参、姜、紫苏，加苦参、桃仁、炒连。

洗药方

当归　大黄　黄柏　雄黄　白矾　川芎　五倍子等分

研细末，煎浓汁，软绵蘸洗阴中。

又方：浓煎甘草、黑豆汁，频频洗之。阴内纳入雄黄散。

当归　川芎　黎芦　雄黄各一钱　北细辛　川椒　黄丹各

五分

研细末，猪油同捣作二饼，用绵包裹，作二次纳入阴中，一日一易。

肘后方

炒杏仁　雄黄　白矾各五钱

共研极细，和入麝末二分，筛匀，水调成膏，搽阴疮神效。

又方：单研硫黄末，或撒或敷，内外皆宜。

附阴疳法

阴疳初起，皮肿红亮者，服龙胆泻肝汤数剂。次煎土茯苓，以当茶饮。日久破流腥水，肿痛麻痒者，服八味逍遥散加土茯苓。用前洗药，敷铜绿散。

五倍子五钱　白矾　乳香各一钱　轻粉　铜绿各三分

为末敷撒。若溃久浸淫成片，浸溃不干，先用甘草豆汤洗净，频撒鹅黄散。

熟石膏　川柏　轻粉等分研细

频撒患处。水气盛加片末少许。

附便毒法

生少腹之下、腿根之上、褶纹缝中名鱼口者，疮口溃大，立则口合，身屈口开，象其形也，属肝肾经。或由房劳忍精，精血中途壅结，或因暴怒忿郁，气血凝结而成。初如杏核，渐如鹅卵，坚硬木痛，微热不红，寒热往来。初服荆防败毒散，见乳疳门。若烦躁口渴，气郁不伸者，次服山甲内消散。

炙山甲　归尾　大黄　甘草节各三钱　木鳖子三个，研　黑丑　炒僵蚕各一钱

空心服。大便行数次，方食粥补住。若坚硬痛甚，当用红

花散瘀汤。

大黄 黑丑各二钱 红花 归尾 皂刺 连翘 炒山甲 炒僵蚕 乳香 贝母 苏木各一钱

热服取通利为度。若无痛无热，忌用攻下。日久脓势将成者，服内托黄芪散，见乳痈。虚甚用托里透脓汤。既溃服八珍等汤。外敷贴灵药万灵膏、生肌等方，俱见乳痈门。

凡杨梅疮、结毒、便毒、下部痈疽，详见四集外科全书。

阴挺_{古名㿗疝}

有因临产用力太过者，有因胞络伤损者，有因气虚下陷者，有因湿热下注者，故阴中突出一物，或如鸡冠，或如蛇，或如菌，当分别治之。

龙胆泻肝汤 治阴挺肿痛，小水赤数，湿热下注者，方见阴肿门。

补中益气汤 治阴挺重坠，小水清长，气下陷者，倍升麻。

加味逍遥散 治阴挺强硬，因产后遇怒受风而成，加芥穗、防风。

洗阴挺方

蛇床子一两 乌梅十个

煎汤，热洗数次，再敷。

敷阴挺方

藜芦二两

研极细，猪油调膏涂之，干则再洗再敷。或用五倍、白矾等分研末，干撒之，或研硫黄、海螵蛸末，猪油调搽。

阴痔_{一名茄子疾}

阴中有肉突出户外，此肉从九窍中所出。流黄水者，兼湿热，易治；流白水者，属虚寒，难痊。湿热初起，服八味逍遥散。虚寒者，服补中益气汤。日久者，常服归脾汤。

熏阴痔方

乌头七个，火煅存性

入罐内用醋淹之，厚纸封口，煎数滚，乘热揭口，对痔熏蒸数次。

洗阴痔方

茄树根　椿树根各二两　芥穗　石灰各一两　白矾　朴硝各三钱

先煎浓汁，频频荡洗之。

敷阴痔方

鲜枳壳切薄片，四两

煎浓汁，先趁热熏洗，稍冷时用绢包渣，安阴户上，轻轻将痔揉入，令夹腿仰卧，气透自消。

阴㿉一名烂葫芦

有因气血俱虚，子宫脱出者，服补中益气汤，去柴胡，倍升麻，加益母草，外捣蓖麻仁贴顶心，收即取去，又切枳壳半斤，煎汁熏洗。

有因思欲不遂，肝气郁结而成者，必先于小便似有堵塞之意，因而努力，久之随努力而下。当令稳婆扶正葫芦，令妇仰卧，以枕垫腰，预研北细辛末，吹鼻作嚏自收，收入以厚绵挡塞阴门，将腿缚定，服升补药。

附阴脱法

有因忧思太过，阴户开而不闭，痛痒出水，初服八味逍遥散，次服归脾汤加柴胡、栀仁、炒芍、丹皮，多服自效。有因产后而得者，用补中益气汤加炒芍、五味子。若连子宫脱出，外用芥穗、枳壳、诃子、五倍子，煎汤熏洗。余见五卷产门不闭。

按：妇人阴脱，有因大吐泻后元气不接而然者，亦因伤寒大病新瘥，遽与男子交接，阴精暴泄，气随脱下而然者。其症口眼俱开，四肢不收，足冷过节，不省人事。急用黑豆炒枯淬入酒中，取汁灌之。内服：

炮附子五钱　炙术　炮姜各三钱　桂心一钱

煎服，以回肠气。

阴紧 亦名缩阴症

凡厥阴伤寒，乳收阴紧，有属寒属热之分，症治详载三卷伤寒门。

有因阳气素虚，寒邪直中阴经，忽然乳头缩入，阴器紧束，少腹急痛，手足厥逆，口鼻气冷，冷汗虚喘，脉微欲绝，纯是里寒阴症。内服固真汤。

人参　蜜芪　炙术　干姜　茯苓　炙草　淮药各二钱　炮附子　肉桂各一钱

加味理中汤

人参　炙术　干姜　炙草　附子　桂心　陈皮　茯苓

等服。

回阳散

硫黄　胡椒

等分研细，酒调，每服五分，片时再服。

捣姜、葱炒热，用布两块包定，轮流热熨脐腹，炒豆淬酒频服。

有因邪从阳化，化为热证，宗筋为热所灼，致男子缩阴，女子阴紧。其症舌焦口渴，热上冲心，口气蒸手，二便秘结，脐腹胀痛，脉实有力。重症用六一顺气汤攻下之，见三卷阳明伤寒。轻者宜清热和阴，外用盐数斤炒热，布两块轮流包熨脐腹。需知此症寒热①之分也。

阴冷附阴汗

八味地黄丸　见二卷种子门。治风寒乘虚客于子脏，久之血凝气滞，变生他症，艰于受孕，常服此丸。外用坐药方。

　　远志肉　蛇床子　吴萸　干姜

　　等分研末，水调为丸弹子大，绵裹纳入阴内，日用二丸。

酒药方

　　五加皮　蛇床子　丹参　熟地　杜仲各三两　枸杞子　天冬　干姜各二两　钟乳粉四两

　　共锉细，绢袋盛住，用酒十斤，浸放坛内七日后，每服一二杯，日三次。阴冷有因肝经湿郁者，服八味逍遥散，洗蛇床汤。

东垣补肝汤　治阴冷如冰，阴汗如水，脚软无力。

　　人参　蜜芪　炙草　陈皮　制苍术　炒川柏　炒神曲　当归　升麻　葛根　泽泻　茯苓　猪苓　羌活　防风　连翘　柴胡　知母等分

　　姜、枣引。外用艾叶、蛇床子、吴萸，煎汁熏洗。

阴　吹

　　阴中气出有声，如谷道放屁之状，《金匮》谓由谷气实，胃气下泄也。用膏发煎。

　　猪油四两　乱发五钱

---

　　①　寒热：木活字本作"有寒有热"。

形园妇人科

二六〇

慢火熬化成膏，白汤冲服一匙，每日三服，导病从小便而出，其法甚奥。若气血大虚，中气下陷，当用十全大补汤加炒研益智、酒炒升麻。

阴臭阴臊

多因肝经燥热湿郁而成，重者服龙胆泻肝汤，轻者服八味逍遥散，外煎蛇床子、生苍术、川黄柏等分取汁，和猪胆汁调匀熏洗，以愈为度。

又方：蛇床、苦参每日煎汤熏洗。

若因产后遇怒受风，阴挺坚硬而兼臊臭者，初服八味逍遥散，并照阴挺熏洗法。日久不愈，朝服补中益气汤升之，晚服泻肝汤清之。

交接出血

归脾汤加伏龙肝、白莲肉，治损伤心脾，每逢交接辄出血者。或服桂心釜墨散。

桂心　锅烟

等分研细，酒调每下一钱，日三次。

又方：桂心、伏龙肝等为细末，酒下二钱。

外用油发、青皮等分烧灰，涂入阴内，或搓熟艾一丸，绵裹纳入。

凡疗女童交接，阳道违理，血出不止者，烧油发、青布灰，频纳阴中，或割刺鸡冠热血，软绵蘸透纳阴中，或涂铜烟，或撒五倍子末。

治①伤丈夫

集验方　治淫欲过度，肝气不足，致四肢沉重，嘘吸头痛。

---

① 治：木活字本作"附"。

生地四钱　炒芍　豆豉各二钱　甘草钱半　葱白三寸　姜三片

服后需禁房事。

桑皮散　治伤丈夫，烦闷头痛，频欲呕逆者。

蜜炙桑皮五钱　炮姜三钱　桂心二钱　大枣五个

立斋曰：伤丈夫症，头痛沉困，当用补中益气汤与地黄汤早晚间服，以滋化源。若交接出血作痛，此因肝火动脾不能摄血也，用补中益气汤与归脾汤间服，以调补肝脾。

瘰疬门

总　括

经曰：小者为瘰，大者为疬，当分经络治之。又曰：连绵如贯珠者，即为瘰疬。凡生在项后及两边发际下者，属太阳经，名为湿疬；若形小多痒者，统名风毒，生于项前，连接数枚者，属阳明经，名为痰瘰；生项之左右两侧，形软遇怒即肿者，属少阳经，名为气疬；生项前颈侧，大小数枚叠叠成攒者，属少阳、阳明二经，名重台瘰疬；若形长如蛤蜊，色赤而坚，痛如火烙，肿势猛烈，随处可生，皆属热毒，名马刀瘰疬；又有绕颈而生者，名盘蛇疬；大小不一者，名子母疬；形如黄豆结篓者，名锁项疬；生左耳根者，名蜂窝疬；生右耳根者，名蕙袋疬；生颔下，色红肿痛者，名燕窝疬；延及胸乳，名瓜藤疬；生于遍身，漫肿而软，囊内含硬核者，名流注疬；独生一颗在囟门者，名单窠疬；一包数十枚者，名莲子疬；坚硬如砖者，名门闩疬；坚硬筋缩者，名筋疬；形如荔枝者，名石疬；形如伏鼠者，名鼠疬。

已上瘰疬形名各异，其受病不外风湿痰热，气毒结聚，而兼患怒、愤郁、幽滞、谋虑不遂而成，故妇女患者居多。

大法推之移动者为无根，属阳，外可用针灸、敷贴蚀腐等药治之易愈；若推之不移动为有根，属阴，忌用针砭及追蚀等药，恐溃后难收敛。

瘰疬症治

防风羌活汤 治太阳经风湿瘰疬初起，宣肿微热，或痒或坠，皮色如常，身先畏寒而后发热，服数剂以解散之。

防风 羌活 川芎 炒芩 薄荷叶 炒研牛子 酒洗昆布 海藻各一钱 炒僵蚕 夏枯草 连翘各二钱 升麻 甘草各八分

湿盛加苍术，外治法详见后汇方。

附子败毒散 治湿毒瘰疬，服前方解表后，只恶寒不发热者，服此数剂。

炮附子 羌活 防风 前胡 陈皮 银花各一钱 蔓荆子 连翘 生姜 茯苓各钱半 炒僵蚕三钱 甘草五分

生姜引。食后日二服。

海菜丸 治风痰瘰疬绕项而生，不发寒热者。常服此丸，以消尽为度。

海藻八两，荞麦拌，炒焦，去麦 僵蚕八两，炒去丝，共研极细

煮白梅肉糊为小丸，临卧米汤送下三钱。忌食鱼腥、厚味、发物。

升阳调经汤 治阳明经热毒瘰疬，生于项前或至颊车，坚硬，大小不等，深远吮曲，内结成块，及一切马刀重台等症。

升麻 知母 酒炒莪术各二钱 胆草 川连 川柏 条芩 三棱俱酒炒 葛根 连翘 桔梗 甘草各一钱

煎浓汤，仰卧频频咽下。重者当用噙送丸药法，将前方加分量，研末蜜为小丸，每用百丸，先煎前汤，服时平枕仰卧，噙药一口送丸十粒，作十次咽下百丸，仍静卧片时。

柴胡连翘汤 治热毒瘰疬，色红微热，结核坚硬，肿痛难消。凡暑热湿毒中入三阳，兼膏粱厚味积热，酿成马刀等症，及气血凝滞，经闭不调者。

柴胡　连翘　知母　炒芩　生地各钱半　归尾　川柏　炙草　瞿麦　炒研牛子各一钱　桂心三分

煎汤，食后日三服。

鸡鸣散 治热毒瘰疬，结核疼痛，烦渴便秘，但发热不恶寒者。

黑丑一两　大黄　朴硝各二钱　水粉一钱

共研极细，每用三钱，于鸡鸣时以白汤调服，取二便通利为度。

犀角丸 治热毒瘰疬，心火上冲，两目赤涩者。

犀角如无，以炒连代之　黑丑半生半炒　炒青皮　陈皮各六钱　连翘　薄荷叶各一两

共研极细，皂角去皮、弦及子，煮熟，布绞浓汁，糊药末为小丸，白汤每下三十丸。

连翘散坚汤 治少阳经气毒瘰疬，生项侧或耳下，或至缺盆，或至肩，坚硬如石，推之动移，或生两腋，或未破，或溃脓，皆用此方，或作丸噙送。

连翘　当归　酒炒莪术　三棱　土瓜根　炙草　胆草　柴胡　炒芩各一钱　酒炒川连　制苍术　赤芍各五分

水煎服，重者用前噙送丸药法，作丸咽下。

散肿溃坚汤 治气毒瘰疬并马刀、石疬、重台、流注、瓜藤、筋疬，推之不移，此为有根。或从耳下串至缺盆，或至肩

下，或至肱①下，皆属手足少阳经。若偏生下颌连接颊车，坚硬不溃者，此属足阳明经所发。或初起，或已溃，或流脓，皆用此方治之。

柴胡　花粉　海藻　昆布　桔梗　升麻各钱半　胆草　知母黄柏　条芩各钱半，俱用酒炒　炙草　当归　连翘　煨三棱　莪术各一钱　炒芍　炒连　葛根各八分

煎浓汤，仰卧频频咽下。重者用前噙送丸药法，此方加分量，研末蜜为小丸，煎此汤照依前法吞送。

夏枯草膏　治妇女忧思气郁，经候不调，肝旺血燥，致生瘰疬，坚硬疼痛，或寒热食少，若用峻剂恐伤脾气，常服此膏缓缓消之。

研碎夏枯草一斤　酒炒香附二两　当归　炒芍　元参　贝母乌药　炒僵蚕各五钱　红花　桔梗　陈皮　川芎　甘草　昆布各二②钱

共切细片，入砂锅内水熬浓汁，布滤去渣，慢火熬滚，入红糖八两，尽熬成膏。每用二三匙白汤冲服，日三服，以愈为度，亦可涂贴瘰疬。

加味逍遥散　治妇女气郁瘰疬，月水不调，口苦胁痛，寒热往来等症。

柴胡　茯苓　酒洗当归　酒炒白芍　土炒白术各二钱　炙草丹皮各一钱　炒栀仁　薄荷叶各五分　夏枯草　炒香附　桔梗各钱半

煨姜引。

---

① 肱：木活字本作"胁"，义长。
② 二：木活字本作"三"。

舒肝溃坚汤 治妇女筋瘰，因肝伤恚忿①，血虚不能荣筋，结核坚硬，筋缩，推之不移。

夏枯草　炒僵蚕　炒香附　煅石决明各二钱　当归　炒芍　陈皮　柴胡　川芎　炒山甲各一钱　红花　姜黄　甘草各五分

便燥加乳香一钱，便溏加煅牡蛎一钱，薄荷引，先服五六剂。次服香贝养荣汤，治前症，次服此。

炒香附　川贝母　炙术　茯苓　熟地　当归　炒菊　川芎各钱半　陈皮　炙草　桔梗　人参各一钱

姜、枣引。加柴胡、青皮。

益气养荣汤 见前乳痈。凡瘰病溃后，皆用此调补。

有误食汗液、虫蚁、鼠残、陈水、宿茶一切不洁之物，致患瘰病，初小后大，累累如贯，连接数枚，初不觉痛，亦无寒热，久则知痛，或寒热往来者，此为误食毒物而成也。

杨氏家藏方 治毒病初起，其功甚速。

净芥穗　炒僵蚕　黑牵牛各二钱　斑蝥二十八个，糯米拌炒三次，同前药研细

临卧时先用米汤调滑石末一钱服下，半夜时再用一服，至五更初方用酒调药末一钱，体强者用二钱服之，静卧良久。如小便并无恶物行下，次日早如法再进一服。仍不行者，第三日五更初，先吃糯米粥，后服此药，再煎灯心汤调琥珀末一钱催之，以小便中利下恶物为愈。如尿孔痛甚，即用青黛一钱，煎甘草汤调服，立止。

法制灵鸡蛋 治误食毒物，腋下生马刀瘰疬。其功稍缓。

斑蝥七个，去头足与翅，将鸡蛋一个，顶上敲开小孔，入

---

① 恚忿（huìfèn 会愤）：愤怒。《魏书·崔光传》："终日怡怡，未曾恚忿。"

斑蝥在内，用纸封口，安饭上蒸熟，剥壳切开，去药留蛋。如五更初，和米饭蒸热，空心嚼服，俟小便利下如米泔或如脂膜方为见效。若大小便不通利者，随服琥珀散。

琥珀　黄芩　茯苓　乌药　车子　瞿麦　茵陈　石韦　紫草　连翘　白茅根各二钱

研极细末，每用灯心汤调三钱，连服数贴，催取通利。后服妙灵散。

焙干海藻二两　生何首乌切碎晒干　海螵蛸　川牛膝　桑寄生各一两　焙干海带　昆布　青葙子　炙甘草节各五钱　木香三钱

共研极细，食后酒调下二钱，每日间服内消连翘丸。

连翘三两　白及　射干　沙参　漏芦　夏枯草　土瓜根　泽兰叶各两半，共研极细捣　核桃肉二两

先拌匀药内，次用酒为糊丸如梧子大，每用酒水送下三钱，日与前药间服，以愈为度。

凡室女、寡妇忧思气郁，结核坚肿，筋缩、马刀、痰湿、风热，初发寒热，经水不调，脉见弦数者，均用八味逍遥散加香附、贝母、僵蚕、牛子、芥穗常煎服。若将溃、已溃时，需服益气养荣汤，方见乳痈门，其敷贴肿溃方见后。

敷贴要方

龙泉散　治一切瘰疬，未成者即消，已成者即溃。

水粉　磨刀石上粉　焙干昆布　煨三棱　莪术等分研细

热水调膏敷患处，干则用热水润之。

神功散　治风痰湿毒，结核坚硬，皮色如常，日久不消。

川乌头　嫩黄柏等分

晒研极细，米醋调膏，频频敷贴。

又方：醋磨鹿角浓汁，频涂亦效。

内消饼 治瘰疬不辨肉色，不问大小及日月深浅，凡遇赤痛肿硬，并用此方。

鲜山药　蓖麻仁

等分捣成膏，作饼贴之，以消为度。

千槌膏 治瘰疬初起，贴之即消，日久溃者，连根拔出，并治疔肿痈疮①。

木鳖肉五枚　铜绿一钱　乳香　没药各二钱　蓖麻仁七钱　巴豆肉五粒　去皮杏仁三钱　明净松香四两

同入石臼内，捣数千下，待成膏时取出浸水中，每随大小捻成薄片贴之，上盖绵纸，干则再易。

琥珀膏 通贴瘰疬诸毒，未成者立消，已成者自溃，溃久者即敛口生肌。

琥珀五分　水粉一两　轻粉四钱　银朱七钱

四味先研细筛末，用麻油十二两，锅内煎滚。先下头发一两，花椒二十粒，慢火炸焦，布滤去渣。再煎滚，又下黄蜡四两，化尽方倾瓷盆内。将前药末徐徐筛入，以柳枝尽搅，候冷成膏，绵纸摊贴，溃者留口，或外撒生肌药，见乳痈门。

绿云膏 治瘰疬结核坚硬，宣肿疼痛，一切热毒，将溃已溃，属阳分者皆用之。

川连　大黄　黄芩　元参　川柏　木鳖肉各一钱

共研碎，用麻油三两煎炸去渣，另加净松香四两，再熬成膏，倾入水中，柳枝拨扯令金黄色，入锅内再煎滚取起，方投铜绿细末二钱，猪胆汁三枚，柳枝搅匀，候冷成膏，用时滚汤坐化，随其大小，绵纸摊贴。

---

① 痈疮：木活字本作"臁疮"。

五云膏 专贴鼠疬、马刀、重台已溃者。

研碎银黝子四两，将麻油二十两入锅内同熬，以桃、柳、桑、槐、梅枝尽搅，候起珍珠花时，布滤去渣。又入锅内，文火慢熬，筛入黄丹八两，五枝尽搅至滴水成珠为度。用时忌以火炙，煎滚汤化开，红缎摊贴。

陀僧膏 贴流注瘰疬，一切损伤。

另研陀僧十两，又研赤石脂、百草霜各一两，去油乳香、没药、血竭、儿茶各三钱，银黝五钱，共筛细末。先切碎苦参二两，大黄四两，当归、赤芍各一两，桐油一斤，麻油半斤，将药片浸透，熬至焦枯，布滤去渣，又煎滚，初下陀僧末，柳枝搅令滴水成珠住火，次筛入赤石等末，搅令极匀方倾水中，众手扳扯千余下，用瓷器收贮，以水浸之，听其开贴。

凡瘰疬溃后，坚硬未消者，服香贝养荣汤；血虚肝热，溃出血脓者，服八味逍遥散；气血两虚，服八珍汤；食少便溏，服香砂六君子汤；虚而不寐，服归皮汤；疮口敛迟，服益气养荣汤、人参养荣汤加白敛。

诸方见前乳痈门。其余上石疽、结喉痈等症，俱详载四集外科书。

头部摘要

头油风

生发内及眉间，毛发干焦，成片脱落，皮红光亮，痒如虫行，俗名鬼剃头。由毛孔开张，当风梳洗，邪风乘虚袭入，风盛燥血不能荣养也。内服养真丹。

羌活　天麻　川芎　木瓜　当归　炒芍　酒炒菟丝各二两，晒研极细　蜜煮熟地二两捣膏糊末为小丸，酒下五钱，日三服，以治其本。

外洗艾汤

海艾　菊花　芥尾　防风　蔓荆　藁本　薄荷　藿香　甘松　甘草各三钱

水煎封口，热揭开熏蒸，次用布蘸洗，叠布沃之，以治其标。

若耽延日久，宜用针砭其光亮之处，放出紫血，毛发自生。

白屑风

初生发内，延及面目，耳项燥痒，日久飞起白屑，脱去又生。由肌热当风，风浸毛孔，郁久燥血，肌肤失养，化成燥症。

祛风换肌丸

胡麻仁　石菖蒲　制苍术　制首乌　威灵仙　炒牛膝　苦参　花粉各二两　归身　川芎　甘草各一两

共晒研末，酒糊小丸，白汤送下二钱，每日三服。忌鱼腥、发物、煎炒。

润肌膏

当归五钱　紫草二钱　麻油四两　猪油二两

浸药三日，文火熬药焦枯，布滤去渣，入锅再煎，下黄蜡五钱，柳枝尽搅成膏，日擦数次。

面游风

初发面目浮肿，痒若虫行，肌肤干燥，时起白屑，次后极痒。湿热甚者，抓破津黄水；风燥甚者，抓破津血，痛楚难堪。由平日血燥，或过食辛辣厚味，致胃经湿热郁结，外感风寒而发。初起痒甚者，服消风散。

芥穗　防风　当归　生地　苍术　苦参　虫蜕　知母　甘

草　桔梗　胡麻仁　熟石膏　炒研牛子等分

日三服。初起痛甚，当服黄连消毒饮。

炒连　连翘　归尾　条芩　川柏　桔梗　防风　防己　独活　藁本　知母各一钱　人参　苏木　泽泻　陈皮　羌活各六分　生地　生黄芪各二钱

频服。

外抹摩风膏

麻黄五钱　羌活一两　白及　檀香各一钱　归身　防风　升麻各二钱

切碎，麻油六两，浸药五日，锅内煎枯去渣，加黄蜡五钱，搅令化尽，布滤去渣，搅冷成膏，时时捺抹。

雀　斑

生于面上，其色淡黄，碎点无数，由火郁于孙络之血分，风邪外搏而成，服犀角升麻丸。

犀角如无以川连二两代之　升麻　羌活　防风　生地各一两　白附　白芷　川芎　条芩　红花　甘草各五钱

晒干研细，煮麦糊为小丸，空心茶水送下二钱，每日三服，并治酒刺、皯黯等症。外搽正容散。

牙皂去皮及子　紫背浮萍　樱桃嫩枝　生梅子肉各一两

先晒干，后焙干，兑鹰屎白三钱，共研极细，每用少许放手掌，水搓成膏，搽于面上，良久以温水洗去，日搽三次，至七八日其斑尽落。亦有水虚火滞生斑者，当服六味地黄丸。

黧黑　皯黯

初起色如尘垢，日久黑似烟焙①，大小不一，或如莲子、

---

① 焙（tái 台）：烟气凝积而成的黑灰。

芡实，或如粟粒、赤豆，或长斜、圆块，与皮肤相平。由忧思抑郁，血弱不华，火燥结滞而生。外搽玉容散。

白丑　白蔹　细辛　甘松　白及　白芷　莲须　僵蚕　白术　白附　水粉茯苓　白鸽粪　白丁香　白扁豆各一两　羌活独活　防风　鹰屎白　芥尾各五钱

晒研极细，水调成膏，手掌蘸搽，良久洗去，日用二次。内服八味逍遥等汤。须息心养性，戒忧劳，禁发物与厚味。

黑痣

生于面部形如衖点，小者如黍①，大者如豆，比肉高起一线，有自幼生者，有中年生者。由孙络之血滞于卫分，阳气束结而成。古用线针挑破，上点水晶膏。

化开角子灰五钱，用灚水浸灰，水高半指为度，再取糯米五十粒，撒放灰上，如灚水渗干，陆续添之，泡一日一夜，冬天泡两日。取出，捣烂成膏，草心挑少许，正点痣上，切勿侵犯好肉，数日结痂自落。随贴备药膏。

麻油一斤，浸乱发一两，文火炸化去渣。住火，又下白蜡二两，搅拌成膏，候将冷时，用绵纸剪块数条，每条入膏内蘸透，贴于瓷瓶帮子上，用时只揭单张，随大小剪贴，日换数次。贴溃烂疮疡神效。

粉刺

鼻起碎疙瘩，形如黍屑，色赤肿痛，破出粉汁，日久成白屑，或成黍粒，皆由肺经血热而成。内服枇杷清肺饮。

蜜炙枇杷叶三钱　桑皮　沙参各二钱　川连　川柏各一钱　甘

① 黍：木活字本作“粟”。

草五分

食后常服。外搽颠倒散。

大黄　硫黄各五钱

研细水调，频频敷搽。

酒皻鼻

生于鼻准①及两翅，由胃火熏肺，兼风寒外束，血瘀凝结，故先红后紫，久变为黑，最为缠绵。宜宣肺郁，化滞血，次凉血，使荣卫流通。重者初服麻黄宣肺酒。

麻黄枝　麻黄根各二两

酒五斤浸药，坐滚汤锅中，煮三炷香久，露一夜，早晚各吃三杯，至三五日流脓成疮，半月内则脓尽，尽则色红，红退先黄后白而愈。轻者只服凉血四物汤。

当归　生地　赤芍　川芎　赤茯　炒芩　陈皮　甘草　红花各一钱

临服，酒调五灵脂末一钱兑服。气虚加生芪，外治均用颠倒散。

钮扣风

生颈下天突穴之间，因汗后贪凉，风邪外袭。初起粟米，搔痒无度，抓破津水。误用水洗，浸淫成片。重者服消风散，见面避风。轻者只用樟硫散。

樟脑　川椒　明矾各二钱　硫黄一两

共研极细，挖空大萝卜一个，将药填满，用皮盖定，湿纸包裹，入燃灰中煨熟，取药再研，猪油调搽。

---

① 鼻准：鼻尖；鼻梁。元·杨载《梦读退之诗颇奇诡已觉记其大旨作此篇》："哀音起空洞，令人鼻准酸。"

足部摘要

臁　疮

妇女忧思郁怒，伤损肝脾，或饮食不调，损其胃气，则湿热下注，更被寒湿客入，致两臁生疮。外臁属三阳，病浅易治；内臁属三阴，病深难痊。

大法：初起红肿兼发寒热者，服荆防败毒散；溃后脓水淋漓，服益气养荣汤、补中益气汤；若更兼晡热，是为阴亏，服六味地黄汤；如食少体倦，晡热憎寒，则为真阳不足，当服八味地黄丸。方俱见前。

其余内外治法，详四集外科书。凡臁疮肿溃，俱贴千槌膏，见瘰疬。

足跟疼痛

足跟乃督脉发源之地，肾脉乃从此经过，若三阴虚热则令肿痛，宜大剂六味地黄汤煎服，以后补其真水。若痛久不愈，肿溃流脓，宜八珍汤大补其气血。溃处洗葱白汤、贴太乙膏，日久用生肌药，见乳痈门。

足跟疽

生足挛跟，初起红紫肿痛，溃破脓水淋漓，形如兔咬，或如赤豆，由脏腑积热兼外伤湿冷，或远行伤筋，宜速调愈。盖足跟属太阳膀胱，名申脉穴，为阳跷脉发源之所，又系督脉所过之路，溃久不敛，则阳跷脉气不能冲发肾气，由此漏或久虚而成败症矣。初起用隔蒜片灸法及姜斗灸法。见乳痈外治。初肿服仙方活命饮。

炒山甲　皂刺　乳香　没药各五分　甘草节　赤芍　花粉

防风　贝母　白芷各一钱　归尾　银花　陈皮各钱半

　　加牛膝、桂心各一钱，酒煎服。若已溃流脓，服人参养荣汤；溃久不敛，早服补中益气汤，晚服八味地黄汤，外用盐汤洗净，研白术末撒之，上贴太乙膏，见乳痈门。

上 粟

　　生足跟之旁，初肿如粟，色亮而黄，肿若琉璃。由远行涉险，劳伤筋脉。初服五香散。

乳香　丁香　青香　沉香　藿香等分

　　煎服。

　　肿若不消，再服仙方活命饮，见上。若先肿壅滞已成脓者，用针刺破，煎葱汤洗净，外搽陀僧膏，见上瘰疬门。

冷 疔

　　生足跟底上，其形如枣，起紫白疱，疼痛彻骨，渐生黑气，腐烂孔深，时流血水，久则气秒，溃难收口，乃由膀胱湿热凝注也。初起外用神灯照法。

朱砂　雄黄　血竭　没药各一钱

　　先研极细，另研麝末二分和匀。每用三分，绵纸裹药，搓作捻子，长七寸，麻油浸透，用火点燃，离疮半寸，自外而内团圆照之，需火头向上令药气入内，毒气随火解散。初用二三根，后加至四五根。照过数次，疔肿自然渐消，方外敷铁粉散。

针砂三钱　松香　黄丹　轻粉各一钱　麝一分

　　共研极细，先用葱汤洗净，以麻油调搽，上盖油纸，布包裹定，一日一换。内服

　　内补十宣散　见瘰疬乳痈。溃后内外治法同足跟疽。

涌泉疽

　　生足心涌泉穴，属足少阴，由肾经虚损兼湿热下注。若半

月内溃脓名为痈，病浅易治。初起服仙方活命饮，外用神灯照法。如势欲成功，脓生迟者，服十全大补汤。溃后服益气养荣汤，与八味地黄丸间服。若黑陷不疼，廿余日不溃脓者为疽，属阴，难治。内外方法另详外科全书。

踝 疽

外踝疽生外踝近腕处，属三阳经脉络；内踝疽生内踝近腕处，属三阴经脉络。皆由湿寒下注，血瘀气滞而生，致坚硬肿痛，难于行立。初服疮科流气饮。

沙参　炒朴　防风　桔梗　苏叶　桂心　陈皮　乌药　当归　赤芍　白芷　槟榔　川芎　枳壳　生芪　木香　甘草　生姜

加牛膝、木瓜、防己，服数剂。外用隔蒜片灸法，方见乳痈后。用此二法肿仍不消者，当分阴阳施治。

内托羌活汤　治外踝疽，发自三阳，用前二法不效，次服此汤。

羌活　川柏　生芪各二钱　归尾　陈皮　连翘　藁本　防风　炙草　制苍术　桂心各一钱

内托黄芪汤　治内踝疽，发自三阴，用前二法不效，次服此汤。

盐水炒黄芪　当归　柴胡　木瓜　连翘　生地各二钱　羌活　桂心　川柏各一钱

空心服。

内外踝疽不时跳痛，势欲成功者，用十全大补汤托之，溃后治同跟疽。

又有穿踝疽，先从内踝发起，次通外踝，内外俱肿，亦分阴阳。此由脾经寒湿下注，气血凝滞而成。初服荆防败毒散，次服仙方活命饮。若已溃破，内外治法俱同足跟疽。

风 疽

生胫骨曲凹之处，痒甚抓破流津黄汁，极其黏浓，甚则身体烦热，肌肉透红更加疼痛，由风邪侵入血脉相搏而成。初起多服防风汤。

防风　羌活　白芷　柴胡　木通　甘草　当归　桔梗各一钱　炮附子　蜜炒麻黄各五分

姜引。日二服。

青竹大豆油

杯大青竹筒三尺，去芯后装大黑豆一升，两头用薄砖平平搁定，各安一碗，中间用干马粪、谷糠烧燃，炙出竹沥豆油滴下碗内，取起调匀，先将热米泔洗净，鸡翎蘸油时时涂搽。

甲 疽

生十指甲旁，因剔甲或甲长侵伤好肉或穿窄鞋强行所致。初起色红焮肿、胬肉高突，及至破烂流津黄水，疼痛难堪。先用盐汤温洗，外敷华佗散。

硇砂　乳香各一钱　黄丹　轻粉各五分　橄榄二枚，烧灰存性

共研极细，麻油调敷。溃久贴陀僧膏，方见瘰疬门。

肉 刺

俗名鸡眼疔，生脚趾上，形如鸡眼，根陷肉里，顶起硬凸，疼甚难行。或因缠脚拘急，或穿鞋努伤。初起肿硬刺痛，宜贴太乙膏，见乳痈门。或捣玉簪花根作饼敷贴，上盖油纸，用布包之。若日久顽硬不消，宜用利刀轻轻削薄，上贴太乙膏。

臭田螺

生脚丫内，初起白疱，大如粟粒，痒甚搓至皮烂流腥臭水，

待觉痛时真痒方住，次日仍痒，极其缠绵。由胃经湿热下注而生。先用甘草、苡仁煎浓汁浸洗数次，嚼陈茶叶涂之。脚丫干燥者，常涂黄连膏。

黄连　姜黄　黄柏各三钱　归尾五钱　生地一两

麻油十二两，浸药三日，慢火炸焦去渣，又下黄蜡四两，化尽住火，布滤入瓷盆，柳枝搅冷成膏，频涂患处，油纸隔之。

又方：烧鹅掌皮存性，猪油调涂亦效。

凡上中下三部痈疽疔毒，证候繁多，男妇同其治法，详见四集外科书。

兹摘取乳阴头足妇女所常有之症，附录于此，以备参考。

校注后记

一、作者生平及著述

《中医文献辞典》载："《彤园妇科》，妇产科著作。6卷。清郑玉坛（彤园）撰。约成书于乾隆六十年（1795）。系《郑氏彤园医书四种》之一……"《中国医籍通考》载："《彤园妇科》，郑玉坛，六卷，见《郑氏彤园医书四种》。"郑玉坛，清代医家，字彤园，湖南长沙人。生卒年月不详，约生活于清乾隆、嘉庆年间。少时好读其父手录之医书，喜以医药济人。后又折节读书，攻举子业，三试棘闱不售，乃弃举子业，退而读家藏大方脉书，上自《灵枢》《素问》《本草》《难经》及仲景《伤寒》《金匮》，医人辄效，以药济人之费累数百金，不屑计。晚年专心纂萃方书，尤服膺于清代吴谦等编撰的《御纂医宗金鉴》。郑氏认为《医宗金鉴》大纲毕举，万目咸张，集医学之大成，故以其为蓝本，搜罗各家之说，结合自己的临床经验，发微阐幽，《郑氏彤园医书四种》自叙"每科标出品题于前，悉体法言，随症附方集解于后，并择诸家经验方法，分门别类，荟萃成篇"。撰成《伤寒杂病心法集解》四卷（附《医方合编》两卷）、《幼科心法集解》四卷、《彤园妇科》六卷、《外科图形脉证》四卷（附《医方便考》两卷），合为《郑氏彤园医书四种》，约成书于乾隆六十年（1795），共二十二卷，系在《医宗金鉴》编次的基础上，旁采诸家医论、医方补订而成。

二、版本源流和分析

《彤园妇人科》六卷，初刊于清乾隆六十年（1795），湖南省图书馆网站"天下湖南·湘人著述"载：彤园医书四种，含

《彤园三集妇人科》六卷，有清乾隆六十年（1795）刻本，清嘉庆元年（1796）家刻本，清光绪二十五年（1899）星沙述古书局木活字本。但《中国医籍通考》《中国中医古籍总目》中《郑彤园医书》只载有两个版本：一是清嘉庆元年丙辰（1796）刻本，二是清光绪二十年己亥（1899）长沙述古书局木活字本。我们到湖南长沙调研未发现有清乾隆六十年（1795）刻本，湖南省图书馆馆藏的《郑氏彤园医书四种》是嘉庆二年刻本，并非嘉庆元年丙辰（1796）刻本，共十册。第六册为《妇人科》，扉页有"嘉庆二年新镌　妇人科　彤园三集"字样。内容有叙、目录、正文等，正文版本特征为白口、单边、单鱼尾，版心印有篇名、卷、页码，没有书名。每半叶 12 行，每行 28 字，版框尺寸半叶为 21cm × 12.5cm（图 1）。

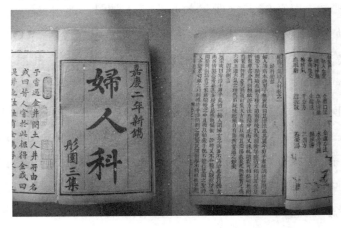

图 1　湖南省图书馆嘉庆二年刻本书影

中国中医科学院图书馆《郑氏彤园医书》第一册扉页有"光绪二十五季星沙述古书局重刊"牌记。其中《彤园妇科》的版式为单边、白口、单鱼尾，行款（10 行、25 字），版心印有篇名、卷、页码，没有书名。内容依次为叙、目录、正文等，封面有"中国中医研究院图书馆藏"书章，扉页有"耀庭"两字，叙的右下角有"成之氏鉴藏医书章"长方形阳文印章。叙的字体和嘉庆二年刻本有别（图2）。

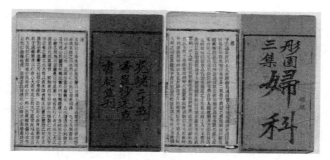

图 2　中国中医科学院图书馆清光绪二
十五年星沙述古书局木活字本书影

上海中医药大学图书馆《彤园妇科》的版式与中国中医科学院图书馆的相同，叙的右下角有"上海中医学院图书馆藏书章"（图3）。

新中国成立以来，曾对郑氏的著述进行了一些整理和研究，重新出版其部分专著，湖南科学技术出版社2000年出版的《湖湘名医典籍精华》中收录了《彤园医书（妇人科）》，选用的版本是清光绪二十五年（1899）星沙述古书局木活字本。2007年天津科学技术出版社出版了刘丽莎点校的《彤园妇科》，但未交待版本。湖南省图书馆馆藏《郑氏彤园医书》嘉庆二年（1797）刻本，选择其中的《彤园妇科》为底本。中国中医科学院和上海中医药大学图书馆馆藏的《郑氏彤园医书》清光绪二十五年（1899）星沙述古书局木活字本，选择其中的《彤园妇科》为校本，简称"木活字本"。

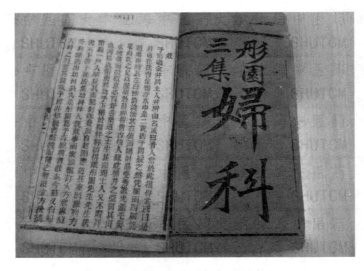

图3　上海中医药大学图书馆清光绪
二十五年星沙述古书局木活字本书影

三、学术经验及对后世的影响

《彤园妇人科》卷二提到"先贤张仲景著《金匮要略》二十五章，其治妇人也，则有第二十章妊娠篇，二十一章产后篇，二十二章杂病篇，法律井然，以明胎产之病，异乎常治，示人以有所遵循也。但系千载遗书，错伪阙漏，文义多不相属，虽经历代注家编次诠解，然各执己见，位置无常，每遇疑难，随文附会，鲜有明白旨陈者。惟《御纂医宗金鉴》搜罗全经，详加注释，订正讹谬，标出衍文，间合旧注，以备参考，而义始无余蕴焉。今妇科方书不下数十家，悉体法言永昭画一者，盖亦寡矣。兹准经义而折衷之，编成六卷。首调经、崩带、积聚、癥瘕、痞闷、淋疝、杂证；次嗣育、种子、养胎诸法；三妊娠、伤寒、杂证；四胎前本病从治；五临产要诀、产后杂病；六乳阴头足、外科摘要。分门施治，毋令目迷五色云。"郑玉坛是在

《医宗金鉴·妇科心法要诀》的基础上编撰了《彤园妇人科》，全书借鉴引用《医宗金鉴》十多处，可见对《医宗金鉴》情有独钟，推崇备至。

《彤园妇人科·妇科总括》："妇人诸病本与男子无异，故同其治法也。其异乎男子者，惟调经、经闭、崩漏、带下、积聚、癥瘕、嗣育、种子、胎前、产后、乳疾、前阴等证，治不相同耳。"每卷皆以病证为纲目，所列详尽，对妇产科的常见病，基本完备，按症施方用药，细致详尽，条理清晰，结构分明，折衷群言，旨归中正，且有自己的临床实践、社会实践而不拘于前人之著述，辨证立方，抉摘幽隐，不徒托空言，具有临床实用价值。其中治疗月经不调的六合汤、四物汤，经断复来用芩心丸、益阴煎、十全大补汤、八珍汤、逍遥散、归脾丸等方，仍为今天治疗上述疾病的有效方剂。认为妇人之病多郁，气结在心，气结久而血亦结，故癥瘕痃癖疝属临床常见病、多发病，且有大七气汤、助气丸等诸多治疗此类疾病的有效方剂；治疗前阴之疾用龙胆泻肝汤、加味逍遥散和补中益气汤等方剂；调经重在调和气血，疏解肝郁；安胎以治病为先。诸多观点，对现代临床仍有重要指导作用。

（一）折衷经义，旨归中正

《医宗金鉴》汇集了成书以前各科相关疾病诊疗护理的方论精华，集前人医学精萃，汇中医百科全书，是由清乾隆皇帝下令组织编纂的，实际上有类似于教科书的性质，理法方药，比较平稳而切合实用。《彤园妇人科》是在《医宗金鉴》的基础上编撰，所以在理法方药上法衷经义，旨归中正，梳理女科源流，冲任为本。《彤园妇人科》提到"先天天癸，谓肾间之动气，乃禀自父母，资其始也。后天精血，谓水谷之所化，得之形成之后，资其生也。经曰：女子一七而肾气动，谓肾间动气盛也。二七而天癸至，谓先天癸水中之动气至于女子胞中也。冲为血海，任主胞胎，冲任皆起于胞中，所以任脉通，太冲脉盛，月事以时下，故能有子。"可见冲任二脉主持月经、胎孕及妇女特有器官的正常生理活动，冲任二脉畅达，血气旺盛则妇女安然无恙。郑氏认为，妇科致病归三因病邪，特点主要是针对冲任二脉，影响冲任二脉正常生理活动，因而产生经、带、胎、产诸方面的疾病。比如外被风、寒、燥、湿、暑、热所伤，则为外因经病。《彤园妇人科·外因经病》载"经曰：天地温和，则经水安静。天寒地冻，则经水凝泣。天暑地热，则经水沸溢。卒风暴起，则经水波涌而陇起。六淫之邪入于胞中，则损伤冲任，故妇人之经病，本此同参也。如寒则血凝，热则血沸，风则血荡。然波涌而大下，亦犹经水之被寒热与风而不得安澜也。"或内伤饮食及七情郁结，为痰为瘀，气血凝滞，则为内因经病。《彤园妇人科·内因经病》载"《良方》论曰：女子善怀，每多忧思，多则伤心，心伤则不能生血而血少，少则肝无所藏而冲任之脉枯，故经闭，变生逆证。"有不内外因者，或入房太甚，或用力努伤，或服金石燥热药，火灼血枯，或经行时忽被惊恐，血气错乱，上出口鼻。水血相搏则为水肿，怒极伤肝则晕眩、呕血及瘰疬、疮疡，湿热相搏则为带下，凝结于内则为癥瘕。变症百出，而成血滞血枯也。

（二）调经统主，重调脾胃

脾胃乃后天之本，气血生化之源。妇人月经虽本于肾，亦赖于脾胃后天水谷之精气充足。郑氏论治月经不调多从脾胃，以阴阳为纲。《彤园妇人科·不内外因经病》载"若内伤脾胃，健运失职，饮食减少，血无以生，则经必不调。"《彤园妇人科·经闭》载"经曰：二阳之病发心脾。二阳，阳明胃也。女子有隐曲之情，则心肺气郁不舒，胃先受病，饮食日少，血无以生，故经闭也。血虚则生内热，愈热愈虚，肌肉干瘦如风之消物，火盛无制，心火刑金，金气不行，不能运布，水精留于胸中，津液悉化为痰，咳嗽不已，久则成劳，转为虚喘则危矣。"《彤园妇人科·崩漏门》："凡经行之后淋漓不止者，为经漏。经血忽然大下者，乃为血崩。紫黑成块，腹胁胀痛者，属热瘀。若日久不止及去血过多而无块痛，系损伤冲任二经所致，法宜补。更有忧思伤脾，脾虚不能摄血者，暴怒伤肝，肝不藏血而妄行者，有中气下陷，不能固血而下脱者。须审其所因，热者清之，瘀者消之，虚者补之，陷者升之。"

因此郑氏在择方选药方面时时注意顾护胃气。其用药多用性温味甘的补益之品，重视调理脾胃气血，用药以人参、白术、当归、白芍药为主。《调经门》言虽心主血，肝藏血，亦皆统摄于脾，补脾和胃，血自生矣。云补脾为调经之要义。月经"先期而至"，有因脾经血燥者，宜加味逍遥散；有因脾经郁滞者，宜归脾汤。"过期而至"有因脾经血虚者，宜人参养荣汤，脾气虚弱者，宜六君子汤。

由上不难看出，郑氏调经时非常重视脾胃，提出调经当以扶脾保胃为要，补养脾胃为先，这与先人"调经之要，贵在补脾胃以滋血之源"之论不谋而合。这一调经之法在临床上至今仍广泛应用。

（三）调经种子，崇古创新

《彤园妇人科·种子需察脉》："故欲求子者，必调匀夫妇之脉，两得和平，适足相当。设有未调，当于夫妇中对脉立方，因症用药。惟在医者，以意消息之。世人因无子，专怪妇人不受孕，纷纷置妾，卒无一得，殊为不晓此中因也。"强调治疗不孕不仅要治妇人，也要夫妇同治。

《彤园妇人科》直言早婚早育弊端，因而有积极的现实意义。《彤园妇人科·论男女完实》中认同褚澄的观点："男子十六而精通，必待三十而娶，女子十四而天癸至，必待二十而嫁者，皆欲其阴阳完实，然后交而孕，孕而育，育而其子坚壮长寿。今未笄之女，天癸始至，已近男色，阴气早泄，未完而伤，未实而动，是以交而不孕，孕而不育，育而其子脆弱不寿也。"因而危害自己祸及子孙。对受精怀孕最佳环境和时机的选择，书中有独到见解，除男子须寡欲以聚精外，《彤园妇人科·论种子时候》明确指出："交接女子，必乘其时，不可失之早迟。盖妇人一月经行一度之后，必有一日氤氲之时，气蒸而热，如醉如痴，有欲交接不可忍之状，乃天然节候，是成胎生化之真机也。"丰富了性生育学的内涵。脉见有子有四点论述：其一足少阴肾脉动甚；其二两尺脉搏指有力，两寸脉不搏指而区别于两尺脉，其三其但搏指而不滑者，主三月胎；其四搏而滑者五月之孕也。此经验所及，临床可予效法。辨男女胎方面，虽然在双胎、品胎的解释中，指出刚日、柔日，阳时、阴时受孕之论，难免牵强，然胎之男女辨有实践基础，将观察腹部形状与候脉结合起来判断，如腹部上小下大，如箕之形为女胎；腹部中正圆高，如釜之形为男胎。右手属阴，脉疾为女；左手属阳，脉疾为男。疾者，盛脉之谓也，验之临床确有其兆。在养胎方面，批评十二经分经养胎不足凭，手少阴、太阳二经无所专养为不经之论，提出：男女交媾，精血聚而成胚，此孕形之始也，虽未分身躯脏腑，而其理无不具也。成胚驻胎之后，母之气血脏腑共同润养之科学论断。在孕后保健方面提出：分房静养，否则恐动相火，致生胎毒。谨戒饮食五味，内调七情，外避风寒，起居安顺，不持重力，不安逸多睡，不登高涉远，则母子无病，子亦安矣等，至今不失为胎教之典范。

（四）疗妊娠病，治病安胎

《彤园妇人科》中收录五十多种妊娠疾病，如妊娠伤寒、伤风、中风、妊娠癥瘕、妊娠喑痱、妊娠尸厥、妊娠中气、中虚、中食、中寒、中火、中暑、中湿、中恶、妊娠痉病、痹病、痿病、脚气、霍乱、妊娠吐泻、痢疾、疟疾、胎前恶阻、胎前胞阻、妊娠腹痛、腰痛、胁痛、头痛、子悬胎上逼心、子肿子满、妊娠子气、子烦、子痫、子嗽、子淋、激经胎漏、胎漏下血、胎动不安等，用药来看，也可体现安胎以治病为先原则。如恶阻平素胃虚，中停痰饮，症见吐多痰水，且兼心烦，头目眩晕等，治宜六君子加枇杷叶、藿香、砂仁，有热酌加大黄、黄芩，此理脾疏气兼以清热安胎之治。如胎漏下血因于热者，方用阿胶汤清之，即四物加阿胶、黑栀仁、侧柏、黄芩等，此养血清热止血之治。如孕妇腹痛，名曰胞阻，需审痛在心腹少腹间，心胃作痛多伤食滞，治用平胃散加味，治病即安胎，不可盲目地认为凡在胎孕期的心腹痛，一概以补气血、益肝肾之安胎药疗之，以致阻碍气机，使孕妇体内气血不能流畅，反致胎气不稳。只有审为腹腰痛甚，需防堕胎之疾，方可用胶艾四物汤加减疗之。再如治疗胎漏、激经、伤胎、尿血诸病，强调治疗妊娠期的阴道下血症，有多种疾病可引起，不可一见出血，即用保胎止血之法，其间有因激经者，有因胎漏者，更有与妇科妊娠无关之尿血症，这些均须分别清楚，应以治原发病为主。只有真正伤胎腹痛之出血，方可用保胎止血之法治之。治疗妊娠病用药来看，体现了安胎以治病为先原则，其虽治疗妊娠期的病证，有病则病当之，车前子、木通、麻黄、桂枝、附子、延胡索等药直用不忌，甚则大黄亦可用，可见妊娠期发病，有病则治病，病去胎自安。

综观全书，《彤园妇人科》辨证立方，具有临床实用价值，对后世妇科的理法方药有重要的指导意义。

总 书 目

I

诊　　法

针灸推拿

本　草

方　书

卫生编

袖珍方

仁术便览

古方汇精

圣济总录

众妙仙方

李氏医鉴

医方丛话

医方约说

医方便览

乾坤生意

悬袖便方

救急易方

程氏释方

集古良方

摄生总论

辨症良方

活人心法（朱权）

卫生家宝方

寿世简便集

医方大成论

医方考绳愆

鸡峰普济方

饲鹤亭集方

临症经验方

思济堂方书

济世碎金方

揣摩有得集

亟斋急应奇方

乾坤生意秘韫

简易普济良方

内外验方秘传

名方类证医书大全

新编南北经验医方大成

临证综合

医级

医悟

丹台玉案

玉机辨症

古今医诗

本草权度

弄丸心法

医林绳墨

医学碎金

医学粹精

医宗备要

医宗宝镜

医宗撮精

医经小学

医垒元戎

医家四要

证治要义

松厓医径

扁鹊心书

素仙简要

慎斋遗书

折肱漫录

丹溪心法附余

叶氏女科证治

妇科秘兰全书

宋氏女科撮要

茅氏女科秘方

节斋公胎产医案

秘传内府经验女科

儿　　科

婴儿论

幼科折衷

幼科指归

全幼心鉴

保婴全方

保婴撮要

活幼口议

活幼心书

小儿病源方论

幼科医学指南

痘疹活幼心法

新刻幼科百效全书

补要袖珍小儿方论

儿科推拿摘要辨症指南

外　　科

大河外科

外科真诠

枕藏外科

外科明隐集

外科集验方

外证医案汇编

外科百效全书

外科活人定本

外科秘授著要

疮疡经验全书

外科心法真验指掌

片石居疡科治法辑要

伤　　科

伤科方书

接骨全书

跌打大全

全身骨图考正

眼　　科

目经大成

目科捷径

眼科启明

眼科要旨

眼科阐微

眼科集成

眼科纂要

银海指南

明目神验方

银海精微补

医理折衷目科

证治准绳眼科

鸿飞集论眼科

眼科开光易简秘本

眼科正宗原机启微